W0260384

ISBN 978-3-662-28086-7 ISBN 978-3-662-29594-6 (eBook)
DOI 10.1007/978-3-662-29594-6

Sonderabdruck aus „Zeitschr. f. Urol. Chirurgie u. Gynäkol." 46. Bd., 6. H.
Springer-Verlag in Berlin W 9.

(Aus der Chirurgischen Universitätsklinik Würzburg.
Vorstand: Prof. Dr. *E. Seifert.*)

Über die lymphogen aufsteigende Niereninfektion in ihrer Bedeutung für Harnwege-Darm-Verbindung.

Von

Dr. med. habil. **Alfred Hart.**

Mit 20 Textabbildungen.

Eingegangen am 24. Dezember 1942.)

Trotz jahrzehntelanger vielseitiger Bemühungen hat die Frage der Harnwege-Darmverbindung bis heute noch keineswegs eine befriedigende Lösung gefunden. Immerhin ist aber sicher, daß die Harnableitung in den Darm doch mit dem Leben vereinbar ist, wenn bei Verpflanzung der unteren Harnwege in den Darmkanal der Dickdarm zur Aufnahme benutzt wird. Dafür besitzen wir aus dem einschlägigen Krankengut hinreichend Belege. Ausschnittsweise sind schon im älteren, insbesondere im amerikanischen (*Coffey*, *Steven*, *Walters-Waldmann*) und im russischen Schrifttum (*Smitten*, *Mattusov*, *Rudnev*) recht befriedigende Operationsergebnisse nach Harnleiter-Darmverbindungen mitgeteilt. Im großen gesehen muß aber doch zugegeben werden, daß bei den verschiedensten Operationsverfahren die Sterblichkeit noch erschreckend hoch ist. An erster Stelle stand bei allen Arten von Harnleiter-Darmverbindungen bis in die jüngste Vergangenheit als unmittelbare Todesfolge die postoperative Peritonitis. Es blieb *Reimers* vorbehalten, diese Gefahr durch sein sorgsam ausgearbeitetes „Verlagerungsverfahren" einwandfrei zu bannen. Nach den Ergebnissen seiner umfangreichen Versuche gingen aber trotz Ausschaltung der verderbenbringenden Bauchfellentzündung 90% aller Tiere schon bald nach endgültiger Herstellung der Harnleiter-Darmanastomose langsam unter den Erscheinungen der Harnvergiftung zugrunde.

Die Ableitung der gesamten Harnmenge in den keimärmeren Dünndarmbereich, wozu wir auch die Gallenblase rechnen dürfen (*Kehl*, *Bussa*, *Baidin*) führt gesetzmäßig zur Urämie (*Hinmann*, *Belt*, *Bolliger*, *Reimers* u. a.). Verschiedene Stimmen glaubten deshalb einen großen Teil der Fehlschläge nach Harnleiter-Darmverbindung als Folge der Harnrückresorption erklären zu müssen. Dieser Standpunkt ist aber nicht unbeschränkt haltbar und wird schon durch die Tatsache erschüttert, daß die einseitige Harnleiter-Dünndarmverbindung sehr wohl mit dem Leben vereinbar ist. Zahlreiche Forschungen über das druchaus noch nicht restlos geklärte Wesen der echten Urämie geben schließlich auch eindeutige Hinweise dafür, daß nicht die bloße Anhäufung harnfähiger Stoffe an sich als unmittelbare Todesursache anzusehen ist. In diesem Sinne sprechen schon *Sauerbruchs* und *Heydes* Parabioseversuche, deren Ergebnisse auch von *Jehn*, *Birkenbach* und *Morpurgo* bestätigt wurden. Da bei diesen Versuchen auch das nicht entnierte Tier zugrunde ging, muß angenommen werden, daß die Giftstoffe von den Nieren nicht ausreichend ausgeschieden wurden (*Rost*), was ja schließlich auf eine Nierenschädigung schließen läßt. Auch *Ascoli* ist der Ansicht, daß das Krankheitsbild der Urämie nicht die unmittelbare Folge der Anhäufung harnfähiger Stoffe im Blute ist, sondern Giftstoffe, die aus Zerfallsstoffen der Niere stammen, dafür verantwortlich zu machen sind. Er spricht von Nephrolysinen. Einen ähnlichen Standpunkt vertreten auch *Reiss*, *Müller* u. a. Tatsächlich gibt ja auch z. B. die Höhe des Rest-N allein nicht von vornherein einen unbedingten Gradmesser für die Schwere der Harnvergiftung ab.

Die Urämie nach Harnleiter-Darmverbindung unterscheidet sich nun klinisch keineswegs von dem Zustandsbild, wie es von *Feltz* und *Ritter* nach Unterbindung der Nierengefäße beschrieben worden ist. Man wird deshalb *Reimers* recht geben müssen, wenn er es nicht für ausgeschlossen hält, daß möglicherweise ein im Darm gebildeter Giftstoff die Nieren schädigt und dadurch das Vergiftungsbild entsteht. Daß das klinische Zustandsbild der Harnvergiftung auch bei Harnleiter-Darmverbindungen einen Nierenschaden zur Voraussetzung hat, geht auch daraus hervor, daß bei der Harnableitung in den nur wenig resorbierenden Dickdarm urämische Erscheinungen nicht auftreten, wenn die Infektion der oberen Harnwege ausbleibt.

Nach sachlicher Bewertung solcher Erfahrungen dürfte wohl feststehen, daß im Falle der Harnleiter-Darmverbindung der durch aufsteigende Infektion gesetzte Nierenschaden das Grundübel ist und den Mißerfolg der Operation nach sich zieht. Der bloßen Harnrückresorption kommt zum mindesten bei der Harnableitung in den Dickdarm keine wesentliche Bedeutung zu.

Es muß also das Ziel der weiteren Forschung sein, der postoperativen Nierenschädigung wirksam zu begegnen, sollen die Endergebnisse der Harnableitung in den Darm wirklich wesentlich günstiger gestaltet werden.

Im älteren und jüngeren Schrifttum ist in diesem Sinne schon eine Unzahl technischer Einzelheiten, auf die hier nicht näher eingegangen werden soll, wiederholt mit mehr oder weniger Erfolg angewendet und verbreitet worden. Ein gesetzmäßiges Vorgehen, wie das *Reimers* zur Verhütung der Peritonitis ausgearbeitet hat, konnte jedoch zur Eindämmung der Niereninfektion bis in unsere Zeit noch nicht angegeben werden.

Ein entsprechender Vorschlag ist schon deshalb nicht leicht, weil über die Frage des häufigsten und wichtigsten aufsteigenden Infektionsweges bei primärer Infektion der unteren Harnwege im urologischen Schrifttum noch keineswegs vollkommene Einigkeit herrscht. Die Worte *Senators:* „Alles, was eine Entzündung der tieferen Abschnitte, vor allem eine Cystitis hervorruft, hat auch für die Pyelitis und Pyelonephritis eine ätiologische Bedeutung", stellen nur eine Tatsache fest, die auf Grund klinischer Erfahrungen gewonnen wurde.

Seit von *Klebs* (1870) die aufsteigende Pyelonephritis beschrieben worden ist, hat sich im Weltschrifttum eine schwer übersehbare Zahl von Arbeiten mit dieser Art der Nierenerkrankung beschäftigt. Neben der hämatogenen Infektion lassen die anatomischen Verhältnisse für die aufsteigende Form drei Entstehungsmöglichkeiten in Erwägung ziehen. Diese standen und stehen noch bis in unsere Zeit im Brennpunkt der Erörterung. Demnach kann die Infektion aufsteigen: 1. in der Lichtung des Harnleiters (urogen); 2. auf dem Lymphwege (lymphogen); 3. in der Harnleiterschleimhaut (per continuitatem).

1. Zur urogen aufsteigenden Infektion.

Es erscheint bei flüchtiger Betrachtung nur zu natürlich, eine an Harnblasenerkrankung anschließende Pyelitis und Pyelonephritis durch Aufsteigen der Infektion auf dem Harnwege zu erklären. Man ist schließlich um so eher mit einer solchen Erklärung zufrieden, als bei gewissen Erkrankungen im Blasenbereich eine Harnverhaltung besteht und man sofort an eine Stauung bis in die oberen Harnwege denkt. Tatsächlich liegen die Dinge nicht so einfach, wie das auf den ersten Blick scheinen mag. Gibt doch schon die Tatsache zu denken, daß der Harnleiter- und Nierenbeckenbinnendruck in keiner Weise von einem Lagewechsel dieser Gebilde und ebensowenig der Ablauf und die Richtung des Harnstromes von einer wechselnden Wirkung der Schwerkraft abhängig ist (*Dubois Reymond*).

Die Meinungen über eine etwaige Rückwärtsbewegung der Harnsäule gehen nun auch teilweise sehr auseinander. Nach der Ansicht verschiedener Untersucher kommt unter regelrechten anatomischen Verhältnissen ein Rückfluß des Blaseninhaltes in den Harnleiter so gut wie nie vor (*Zuckerkandl, Harrison, Mayer, Boeminghaus, Schmidt* u. a.). Sollte jedoch im Sonderfall ein Rückstrom eintreten, so ist nach *Warschauer* an die Peristaltik des Harnleiters zu denken, wodurch die Harnsäule sofort wieder blasenwärts getrieben und dadurch im Falle etwaiger Keimverschleppung eine Art Selbstreinigung gewährleistet wird. Mit einer wirklichen Rückstauung des Blasenharnes in den Harnleiter ist selbst bei erheblicher Harnverhaltung in der Blase nach *Sappey* nur selten zu rechnen. Als Grund dafür wird die Beschaffenheit der Harnleitermündungen ins Feld geführt, die einen gewissen Ventilverschluß darstellt („Flötenschnabelmechanismus“). Nach seiner Meinung kommt es auch bei starker Harnverhaltung zunächst nur zur Aufstauung des aus der Niere abfließenden Harnes hinter dem Ventilverschluß der Harnleitermündung und erst bei äußerster Überdehnung der Blase zur Schlußunfähigkeit der Ostien. Eine zusammenhängende Verbindung des Blasen- und Nierenbeckenharnes tritt demnach erst bei hochgradiger Schädigung der Blasenmuskulatur ein, eine Ansicht, die *Guyon* und *Albarran* teilen. Neben dieser rein mechanisch gedachten Verschlußart hat *Boeminghaus* insbesondere die Verschlußkraft der Harnblasenmuskulatur unterstrichen, die gerade bei erhöhtem Blasenbinnendruck zur Entfaltung kommt. Auch *Schmidt* hält den dichten Verschluß der Harnleitermündungen beim Gesunden für unbedingt sicher und einen Rückfluß unter gewöhnlichen Umständen (bei Ausschaltung aller Störungen, wie Narkose usw.) zum mindesten nicht für sicher bewiesen. Selbst längere Blasenbinnendrucksteigerung führt nach seiner Ansicht nicht zu Harnrückfluß; dafür sprechen Beobachtungen an menschlichen Blasen, die Stenosen von 10—30 Jahren aufwiesen. Der Rückfluß wird aber gefördert, wenn bei gleichzeitiger Drucksteigerung auch eine Infektion im Spiele ist, weil letztere eine Atonie zur Folge hat (*Primbs*). Auch reizende chemische Mittel (Jodlithium) beeinträchtigen die Leistungsfähigkeit der Harnwegemuskulatur. *Schmidt* hält zwei Entstehungsmöglichkeiten für den Rückfluß verantwortlich:

1. Zerstörungs- und Entzündungszustände der Blase mit Befallensein der Blasenmuskulatur, wobei der Übergang auf die Harnleitermündungen und Zerstörung der Harnleitermuskulatur mit bindegewebigem Ersatz sowie periureterale Schrumpfungsvorgänge wesentlich sind. Die Folgen sind meist große, divertikelartig klaffende Harnleitermündungen.

2. Schädigende Noxen im Harnleiter selbst und dadurch Schädigung der peristaltischen Verschlußkraft (Atonie). Dieser Zustand ist durch Heilung der Entzündung zu beheben.

Vielgestaltige Tierversuche zur Klärung der Bedeutung des Rückflusses führten nicht zu einheitlichen Ergebnissen. *Young* konnte selbst bei entzündeter Blase und unter Anwendung hydraulischer Drucke verschiedener Stärken keine Infektion des Harnleiters und Nierenbeckens beobachten. Auch bei künstlicher Störung des Klappenverschlusses durch Meatotomie sahen *Draper* und *Braasch* keine nachteiligen Folgen im Sinne des Rückflusses. Nach *Filippa* ed *Vidale* kommt ein Rückstrom bei krankhaft veränderten Harnleitermündungen, wenn auch selten, sehr wohl vor. Dazu bedarf es nach *Kellaway*, *Brown* und *William* nur eines mäßigen Druckes. In diesem Sinne sprechen auch die Tierversuche von *Schimomura*, *Gruber* und *Rabinovitch*. Im Gegensatz zu *Draper* beobachteten die letztgenannten Untersucher nach Meatotomie bei leichtem Blasenbinnendruck einen Hydroureter und stellten ein Aufsteigen des Blaseninhaltes mit fast regelmäßiger Nierenbeckeninfektion durch bakterienhaltigen Harn fest. Diese Befunde gewinnen an klinischer Bedeutung, wenn man bei Rückenmarkserkrankungen, Prostatahypertrophie und Blasenentzündungen eine Schlußunfähigkeit der Harnleitermündungen für erwiesen hält (*Blum*, *David*, *Mattil*).

Wenn sich die hier mitgeteilten Versuchsergebnisse auch teilweise widersprechen, so dürfte bei sachlicher Abwägung aller Möglichkeiten doch wohl als sicher gelten, daß unter bestimmten Bedingungen (sehr starker Blasenbinnendruck, mechanischer Schaden der Mündungen, Infektion) eine Aufstauung des Blasenharnes mit Infektionswirkung vorkommen kann und dies auch eine erhebliche Gefahr für die Niere bedeutet. Voraussetzung ist aber immer eine erhebliche Störung der Blasen- und Harnleitertätigkeit auf mechanischer oder entzündlicher Grundlage zusammen mit Harnverhaltung. Solche Fälle stellen jedoch meist schon schwere Endzustände einer Erkrankung dar.

Ist nun eine regelrechte Harnstauung aber nicht vorhanden, so wird von mancher Seite (*Levy*, *Draper*, *Braasch*) die trotzdem entstehende Niereninfektion durch Eigenbewegung der Bakterien erklärt. Es wird also den Keimen die Fähigkeit zugesprochen, sich gegen den Harnstrom an der Harnleiterwand aufwärts zu bewegen. Dies wird von mancher Seite sehr bezweifelt. *Baumgarten* hält jedenfalls (auch nach Versuchen von *Kapsamer*) die Ausbreitung von Entzündungserregern, wenigstens von Tuberkulose, in den Harngebilden nur in Richtung des Sekretstromes für erwiesen.

In diesem Zusammenhang ist aber schließlich auch an eine Keimverschleppung durch Antiperistaltik zu denken. Von manchen Untersuchern wird eine Harnleiterantiperistaltik beim Menschen überhaupt in Abrede oder wenigstens sehr in Frage gestellt (*Enderlen*, *Lurz*, *Boeminghaus*, *Eisendraht*, *Katz*, *Glasser* u. a.). *Lurz* konnte sie bei Versuchen an Hunden nie beobachten. *Lewin* und *Goldschmitt* beschrieben aber eindrucksvolle Versuche an Kaninchen, die das Gegenteil zu beweisen scheinen. Schon bei geringem Druck in der Blase und bei Reizung der Harnleitermündung konnten sie einwandfrei antiperistaltische Wellen auslösen und beobachten, daß der Blaseninhalt (Milch) förmlich bis zum Nierenbecken angesaugt wurde. Die Versuche dieser beiden Forscher wurden schließlich auch durch *Markus* bestätigt.

Man kann ja wohl die Ergebnisse von *Lewin* und *Goldschmitt* nicht ohne weiteres auf den Menschen übertragen, denn nach *Graves*, *Roger*, *Colgate* und *Davidhof* schwanken die Druckkurven schon bei den einzelnen Tierarten recht beträchtlich. Auch die Versuchsergebnisse von *Lurz* und *Young* sprechen in diesem Sinne. Klinische Beobachtungen sprechen aber doch dafür, daß auch beim Menschen unter Einwirkung regelwidriger Reize (erhöhter Blasenbinnendruck, Harnleiterstein, Fremdkörper, Entzündung) die Möglichkeit einer Antiperistaltik nicht von der Hand zu weisen ist. *Cabot* und *Crabtree* beobachteten auf dem Röntgenbild einen Nierenbeckenstein, der bis in den unteren Harnleiter und wieder zurück ins Nierenbecken wanderte. Wenn die beiden Beobachtungen auch zeitlich verschieden liegen, so ist doch wohl nicht anzunehmen, daß es sich dabei irrtümlicherweise um zwei verschiedene Steine handelte, von denen vielleicht der eine abging und der andere später im Nierenbecken beobachtet wurde. Die obige Feststellung kann aber dann doch wohl nur durch Harnleiterantiperistaltik erklärt werden. Schließlich hat ja auch *Kretschmer* das Aufsteigen von Blaseninhalt in das Nierenbecken bei gesunder und kranker Blase unter dem Röntgenschirm beobachten können. *Voelcker* konnte allerdings bei Verwendung von Kollargol als Schattenmittel ein solches Geschehen an gesunder Blase nicht feststellen, glaubt aber doch, daß in vielen Fällen von veränderten Harnleitermündungen Blasenbestandteile in den Harnleiter eindringen und nierenwärts befördert werden können.

Bei sachlicher Würdigung der ganzen Schrifttumsniederschläge, von denen hier nur ein Bruchteil gestreift werden konnte, ist wohl zuzugeben, daß unter gewissen Voraussetzungen (Schädigung der Harnleitermündungen, mechanischer Reiz) eine Antiperistaltik ausgelöst werden kann und auch tatsächlich vorkommt. Auch gewichtige Stimmen, wie *Pflaumer*, haben die Antiperistaltik, die so kräftig sein kann, daß ein Stein aus den unteren Harnwegen in einen Kelch verschleppt wird, anerkannt.

Zusammenfassung. Nach unseren bisherigen knappen Betrachtungen ist also wohl anzunehmen, daß unter bestimmten Bedingungen sowohl eine Aufstauung als auch eine zeitlich begrenzte Rückwärtsbewegung von Blaseninhalt zum Nierenbecken vorkommen kann. Infolgedessen ist bei Blaseninfektion auch die Möglichkeit einer etwaigen Keimverschleppung auf dem Harnwege zur Niere anzuerkennen.

Es fehlt nicht an Stimmen (*David*, *Mattil*, *Levy* u. a.), welche diesen an sich einleuchtenden Vorgang als hauptsächlichsten, ja alleinigen Grund für die aufsteigende Niereninfektion (a.N.I.) ins Feld führen. Daß eine infizierte aufgestaute Harnsäule bei entsprechend langer Dauer der Stauung eine richtige Pyelonephrose zur Folge haben kann, hat als erster *Albarran* (1889) im Tierversuch bewiesen. Dieses Ergebnis erzielte er durch Einspritzen von Bakterienkulturen in die abgebundenen Ureter. Seine Versuche wurden auch durch *Rovsing* sowie *Aschoff* und *Schmitt* bestätigt. Bei flüchtiger Betrachtung scheint damit das Wesen der a.N.I. geradezu einfach und sinnfällig aufgezeichnet, zumal der Operations- und Leichennierenbefund hinsichtlich schwerer Pyelonephritis den Ergebnissen des Tierversuches entspricht.

Ohne das Verdienst *Albarrans* schmälern zu wollen, darf man jedoch nicht übersehen, daß seine Versuchsanordnung den Ablauf der Dinge im biologischen Geschehen nicht nachzuahmen vermag, wenn auch der Endbefund dem der Operations- und Leichenniere ähnlich oder gleich ist.

Müller sagt deshalb mit Recht: Man kann am Operationspräparat einer kranken Niere nie mit Sicherheit entscheiden, was das Primäre ist, nämlich die Stauung oder die Infektion. Auch der Infektionsweg ist dann nicht mehr sicher nachzuweisen, denn auf dem Sektionstisch erscheinen immer schwer gestaute eitrige Nieren, die weder eine Scheidung der zeitlichen Aufeinanderfolge der beiden angeschuldigten Ursachen noch eine sichere Deutung des Infektionsweges gestatten. Dieser Einwand ist um so mehr berechtigt, als auch ohne wesentliche Stauung ernste Nierenbecken- und Niereninfektionen sicher beobachtet sind (*Necker*, *v. Frisch* u. a.).

Es soll gleich gezeigt werden, daß nach verschiedenen Versuchsergebnissen die a.N.I. nicht befriedigend als von der Lichtung des Harnleiters ausgehend infolge anhaltender Bespülung der Harnleiter- und Nierenbeckenwand bei wiederholtem Rückfluß erklärt werden kann, sondern ein anderer Infektionsweg in Rechnung gezogen werden muß.

2. *Zur lymphogen aufsteigenden Niereninfektion.*

Wenn *Young* einerseits bei entzündeter Blase unter Anwendung eines hydraulischen Blasenbinnendruckes verschiedener Stärke, wobei nach den Ergebnissen der Forschung (*Lewin* und *Goldschmitt*) mit ziemlicher Sicherheit Blaseninhalt nierenwärts getrieben wurde, keine aufsteigende Infektion feststellte und ebenso *Rovsing* und *Melchior* auf Grund von Tierversuchen behaupten, daß eine Stauung in entzündeter Blase in der Regel nicht, andererseits aber eine Blasenschädigung mit und ohne Stauung gesetzmäßig zur Pyelitis führt, so besteht Anlaß genug, sich über den Infektionsweg weitere Gedanken zu machen. Geht doch aus dieser knappen Gegenüberstellung, wofür sich die Beispiele beliebig vermehren ließen, mit aller Eindeutigkeit hervor, daß bei unverletztem Epithelbelag die oberen Harnwege selbst bei entzündeter Blasenschleimhaut weitgehend gegen den infizierten Blaseninhalt geschützt sind, andererseits aber durch Eröffnung der Epitheldecke in den unteren Abschnitten der aufsteigenden Infektion Tür und Tor geöffnet wird.

Derartige Beobachtungen der vorgenannten Forscher müssen zwangsläufig an die Möglichkeit des Aufsteigens der Infektion im Gewebe der Harnleiterwand selbst denken lassen. Es liegt am nächsten, bei diesen Überlegungen das Augenmerk den Lymphwegen zuzuwenden.

Bei Überprüfung des Schrifttums, das sich mit der Anatomie der Lymphgefäße befaßt, ist festzustellen, daß die Bemühungen verschiedener Forscher um die Klarstellung des Lymphgefäßnetzes der Harnwege bis in das 17. Jahrhundert reichen. Schon *Zeller* (1687) beschäftigt sich mit dieser Frage. Wenn in der zweiten Hälfte des 18. Jahrhunderts *Watson* und *Cruikshank* genannt werden, so dürfen wir insbesondere *Mascagnie* nicht vergessen, der bereits 1787 eine eingehende Beschreibung des Harnleiterlymphgefäßnetzes mit Abfluß in die Drüsen entlang der Vena cava gegeben hat. Er beschrieb wohl auch als Erster Lymphgefäßverbindungen zwischen Harnleiter und Nierenbecken. Um die Mitte des 19. Jahrhunderts wurden außer von *Fohmann* und *Cruveilhier* insbesondere von *Teichmann* grundlegende Untersuchungen angestellt. Letzterer (1861) nahm bereits Lymphgefäße in der Uretermucosa an. Schließlich beschrieb *Kumita* (1897) ein oberflächliches und tiefes Lymphgefäßnetz der Niere sowie Lymphgefäße der Fettkapsel, die mit denen der Niere in Verbindung stehen, und hielt einen Zusammenhang der Lymphgefäße des Nierenbeckens mit denen der Niere und des Ureters für sicher. *Sappey* (1876) dagegen erklärte noch die ganze Harnleiterwand für lymphgefäßlos, gab aber später doch zu, daß wenigstens die Muskelschicht solche Gefäße enthält. Noch gegen Ende des vorigen Jahrhunderts hielten aber *Chiari*, *Toldt*, *Przewosky*, *Disselhorst*, *Mendelsohn* das Vorkommen von Lymphgefäßen an Harnleiter und Blase überhaupt für pathologisch.

Obwohl auch schon *Krause* (1876) drei Lymphgefäßgebiete der Harnleiterwand (in Adventitia, Muscularis und Mucosa) beschrieb und insbesondere auch ein gut entwickeltes Netz in der Submucosa abbildete, so wurde doch von verschiedener Seite die reichliche Lymphgefäßversorgung sämtlicher Harnleiterschichten und zum Teil auch der Blase bis zu Anfang unseres Jahrhunderts noch sehr in Frage gestellt. Nachdem aber *Gerota* (1897) mit seinem Preußisch-blau-Verfahren zusammenhängende Lymphgefäße zwischen Blase und Ureter mit Abfluß in die Drüsen entlang der A. iliaca hatte nachweisen können, gelang es *Lendorff* (1901) einwandfrei, ein reichentwickeltes Lymphgefäßnetz in der Schleimhaut der Blase darzustellen.

Gleiches in der Harnleiterwand nachgewiesen zu haben, ist das Verdienst von *Bauereißen* (1910). Es gelang ihm durch Injektion von 1proz. Silbernitratlösung, im ganzen Ureterverlauf mit Ausnahme des Intramuralteils Lymphgefäße, insbesondere auch in der Submucosa festzustellen.

Stahr (1899) hatte schon zeigen können, daß wegführende Lymphgefäße zu den Drüsen der A. iliaca und hypogastrica führen, und *Sakata* (1903) teilte das Abflußgebiet in drei Abschnitte: 1. das obere Gebiet (bis zur Kreuzung des Harnleiters mit den Vasa spermatica) ergießt sich in die Lgl. aorticae. Es bestehen Verbindungen mit den Nierenhilusgefäßen; 2. das mittlere Gebiet (bis zur Kreuzung des Harnleiters mit den Vasa iliaca). Dieses mündet in die Drüsen der Aorta bis zu denen im Teilungswinkel der A. iliaca communis; 3. der untere Abschnitt. Er mündet schließlich in die Drüsen der A. hypogastrica und zum Teil in das Netz der Harnblase.

Obwohl nun *Bauereißen* im Tierversuch wenigstens für die Tuberkulose hinreichend verständlich machen konnte, daß diese Infektion entsprechend den von ihm gefundenen Lymphbahnen in dem unteren Teil der Ureterwand aufsteigt, wendet *Cabot* ein, daß der Lymphstrom von dem Harnleiter wegführt und deshalb eine lymphogene aufsteigende Infektion nur durch Umkehr des Lymphstromes infolge Blockierung erfolgen kann. Diese Ansicht scheint zunächst einleuchtend, und im Falle einer Harnleiterverpflanzung wäre ein solcher Zustand ja auch gegeben, denn die Harnleiter werden immerhin ein gutes Stück aus dem umgebenden Gewebe gelöst, so daß bei Infektion des Ureterstumpfes der

Lymphstrom eine gewisse Strecke nur auf die Harnleiterwand beschränkt bleibt und auch nur nierenwärts führen kann. Diese so erzeugte Blockade dürfte wohl insofern Bedeutung besitzen, als sie die Heftigkeit der Infektionswirkung in Harnleiter und Niere steigert, weil der Abfluß zu den retroperitonealen Drüsen abgeriegelt ist. Doch ist sie wohl für die lymphogen aufsteigende Infektion nicht eine unbedingte Voraussetzung. Es bestehen doch schließlich eine Unmenge von Querverbindungen zwischen den Lymphgefäßen der Harnleiterwandschichten, so daß ein Fortkriechen der Keime nierenwärts gut denkbar ist, wenn die Erreger erst einmal in den Lymphgefäßen der Harnleiterwand sind. Der Lymphstrom bleibt ja dabei schließlich wie in der ganzen unteren Körperhälfte so auch in der Harnleiterwand wohl grundsätzlich kranial gerichtet. In diesem Sinne können wohl auch die Befunde von *Carson* sprechen, der bei primärem Prostata- und Blasencarcinom Krebszellen in den Lymphgefäßen der Harnleiterwand gefunden hat.

Obwohl, wie wir oben gesehen haben, das Vorhandensein eines reichlichen Lymphgefäßnetzes in den Harnwegen wiederholt beschrieben wurde, so wird doch auch heute noch das Vorkommen und die Bedeutung der lymphogen aufsteigenden Infektion von verschiedener Seite sehr bezweifelt.

Zu dieser Frage sind auch schon bereits gegen Ende des vorigen Jahrhunderts Infektionsversuche (von denen ich die von *Bauereißen* vorweg genommen habe) unternommen wurden. Die Beweiskraft solcher Versuche leidet aber, soweit wir das Schrifttum überblicken, durchweg an verschiedenen Mängeln (siehe unten), so daß mancher Einwand nicht vollkommen entkräftet werden konnte.

Peterson (1899) berichtet nach seinen Erfahrungen an 141 Harnleiterverpflanzungen in den Darm (bei Hunden), daß gelegentlich Nierenbeckeninfektionen auftreten. Man darf annehmen, daß er den Lymphweg im Auge hatte. Bestimmte Angaben über den Ausbreitungsweg der Infektion macht er allerdings nicht. Genauer sind schon die Angaben von *Markus* (1903) bezüglich der a.N.I. wenigstens vom Nierenbecken aus. Er stellt fest: kommen Keime ohne Druck in das Nierenbecken, so fand man sie erst nach langer Zeit in der Niere, aber nur in den Lymph- und Blutgefäßen, nicht in der Tubuli. Nach diesen Ergebnissen läßt sich schon mit ziemlicher Wahrscheinlichkeit annehmen, daß die Infektion vom Nierenbeckengewebe aus doch vorzüglich auf dem Lymphweg fortgeleitet wird. In jüngerer Zeit sind auf Grund von Harnleiter-Darmverpflanzungen auch *Sweet* und *Steward* (1914) von der lymphogenen Infektionsausbreitung überzeugt. Derselben Ansicht sind auch *Eisendraht*, *Kahn* und *Schulz* (1917). Sie dürften aber wohl vor allem deshalb auf Widerspruch stoßen, weil bei ihren Tieren (Kaninchen) die Infektionslösung einfach bei unverletzter Blasenschleimhaut in den

Blasenhohlraum gespritzt und damit der Blasenharn infiziert wurde. Man kann deshalb den Einwand, daß die Keime auf dem Harnwege nierenwärts verschleppt wurden und nur dadurch die aufsteigende Infektion zustande kam, nicht restlos entkräften, trotz der für die lymphogene Ausbreitung sprechenden Befunde.

In der jüngsten Vergangenheit versuchte meines Wissens nur *Carson* (1931) im Tierversuch einen Beweis für die lymphogene Ausbreitung der Infektion durch die Harnleiterwand bis zur Niere zu führen. Er spritzte bei 15 Kaninchen Staphylokokken und Coli in die Harnleiter- und Blasenwand und fand in einigen Fällen nach seinen Angaben die Erreger in den Lymphspalten des aufsteigenden Harnleiters. Seine feingeweblichen Schnitte zeigen eine erhebliche Entzündung in allen Schichten mit Betonung der Submucosa. Sonderbarerweise stammen im Falle der Harnleiterwandinfektion seine Schnitte aber alle vom unteren Harnleiterabschnitt (unterhalb der Infektionsstelle). Nur im Falle der Einspritzung in die Blasenwand ist ein Bild des Harnleiters oberhalb der Infektionsstelle wiedergegeben (wie das bei der Lage des Falles nicht anders möglich ist). Der alles abwägende Beobachter wird zunächst einmal mit Fug einwenden können, daß bei der Kleinheit der Kaninchenureteren sehr wohl eine Verletzung des Harnleiterepithels bei der Injektion vorkommen und die Infektionsflüssigkeit in die Lichtung gelangt sein konnte, auch bei Verwendung einer sehr feinen Nadel, was *Carson* betont. Im Falle der Harnleiterwandinfektion wäre dann eine Berieselung des unteren Abschnittes mit infiziertem Harn die Folge, und zwar für die ganze Zeit der Versuchsdauer, weil ja der in die Lichtung führende Infektionsherd bestehen bleibt. Die im Bilde festgehaltenen ausschließlich unteren Harnleiterschnitte zeigen außerdem tatsächlich Epithelverluste, die nicht den Eindruck machen, als seien sie mechanisch etwa erst bei der Bearbeitung des Präparates entstanden, so daß eine Infektion von der Lichtung aus durchaus als möglich angenommen werden kann. Bei der Injektion in die Blasenwand liegen die Verhältnisse günstiger und der zu dieser Versuchsanordnung gehörige feingewebliche Harnleiterschnitt zeigt auch tatsächlich keinen Epithelschaden. Andererseits führt aber der Bearbeiter eigens an, daß in der Blase ausgedehnte Epithelschäden vorlagen, also war der Blasenharninfektion Tür und Tor geöffnet. Denkt man dabei an die Versuche von *Levin* und *Goldschmitt*, die gerade beim Harnleiter des Kaninchens eine häufige Antiperistaltik mit Beförderung des Blaseninhaltes bis ins Nierenbecken feststellten, so kann man sowohl hinsichtlich der Harnleiter- als auch der Blasenwandinfektion die Fortleitung der Keime auf dem Harnwege keinesfalls beweiskräftig ablehnen und somit auch nicht die lymphogene Ausbreitung nach diesen Versuchsergebnissen als unbedingt erwiesen anerkennen. Die Infektion der Harnleiterwand könnte vielmehr als von der Lichtung aus abschnittsweise erfolgt erklärt werden und ebenso die Infektion des Nierenbeckens, denn zum Eindringen der Erreger genügen schon mikroskopisch kleine Epithelverluste, wie sie bei Hustenstößen in Diastole entstehen können (*Pflaumer*). Eine Voraussetzung zur Antiperistaltik war ja gegeben, da durch die Infektion ein regelwidriger Reiz gesetzt wurde. Der Nierenbeckenharn war auch tatsächlich, wie der Untersucher mitteilt, nicht immer steril. Der Nachweis von Bakterien in den Lymphgefäßen der Harnleiterwand vermag einen Einwand gegen die lymphogen aufsteigende Infektion auch nicht restlos zu entkräften, weil die Erreger schon bei kleinen Epithelschäden an den verschiedensten Abschnitten der oberen Harnwege von der Lichtung aus in die Wand gelangt sein konnten. Selbst bei gleichzeitiger Keimfreiheit des Nierenbeckenharns ist der Keimnachweis in den Lymphgefäßen nicht restlos beweisend, weil, wenn nicht eine ständige Stauung vorlag, nicht jede beliebige Harnmenge keimhaltig sein muß, um eine urogen verschleppte Infektion zu erklären. Ich stimme der Ansicht *Carsons*, der von der lymphogenen Ausbreitung der Infektion in seinen Versuchen überzeugt ist, auf Grund eigener Erfahrungen (siehe unten), zu. Leider sind aber seine Versuche in diesem Sinne nicht unwidersprechbar beweiskräftig.

Ganz eindeutig zeigt aber die lymphogen entstandene Infektion allerdings nur vom Nierenbecken aus zur Niere eine erst neu erschienene Arbeit von *Kaisserling* (1940). Es gelang ihm im Tierversuch durch Abbindung des Hiluslymphgefäßes des Nierenbeckens das Lymphgebiet der Niere zu stauen und mit seltener Deutlichkeit ein feingewebliches anatomisches Bild von der Reichhaltigkeit der Niere an Lymphgefäßen zu geben. Die durch Stauung dargestellten Lymphgefäße begleiten nach *Kaisserling* die Blutgefäße bis in die Rinde zu den Arteriolen und um den Glomerulus (sie liegen nach *Kaisserling* paravasculär nicht etwa perivasculär und die Lymphcapillaren stehen mit den sogenannten perivasculären Gewebslücken oder Gewebsspalten nicht in unmittelbarem Zusammenhang). Durch unmittelbare Injektion von Streptokokken in die gestaute Lymphbahn konnte auch schließlich einwandfrei gezeigt werden, daß dadurch das untrügliche Bild einer aufsteigenden Lymphangitis der Nieren entsteht. Zunächst ist bei diesen Infektionsversuchen eine genaue Begrenzung der Entzündung auf das durch Stauung anatomisch vorgezeichnete Lymphgebiet deutlich zu erkennen. Im fortgeschrittenen Stadium verschwindet allerdings die genaue Abgrenzung der Entzündung und geht in ausgedehntere Infiltration über, so daß eine sichere Deutung im Sinne einer lymphogen begrenzten Fortleitung ohne genaue Kenntnis der anatomischen Lage nicht mehr möglich ist. Es kann aber nach meiner Ansicht kein Zweifel bestehen, daß *Kaisserling* die lymphogen aufsteigende Niereninfektion in den vorgezeichneten Lymphbahnen wenigstens vom Nierenbecken aus zur Niere hin mit einer Klarheit dargelegt hat, die keinen Widerspruch mehr zuläßt. Auf Grund seiner Versuchsergebnisse war es ihm schließlich auch möglich, entsprechende Bilder von menschlichen Nieren als Lymphangitis zu erkennen.

Für die lymphogene Infektionsausbreitung auf Grund feingeweblicher Untersuchung an *menschlichen Nieren* dürfte sich als erster *Steven* (1901) ausgesprochen haben. Er berichtet über 4 Fälle eitriger Nierenerkrankungen und nimmt mit Bestimmtheit an, daß dieselben durch Aufsteigen der Infektion auf dem Lymphwege zustande gekommen sind. In diesem Sinne sprechen auch die Beobachtungen von *Sugimura* (1911). Seine Blasenharnleiternierenpräparate sprechen nach seiner eingehenden Beschreibung wohl überzeugend dafür, daß die Infektion von der Blase zur Niere nahezu ausschließlich den aufsteigenden Lymphweg benutzt. Die Schleimhaut des Harnleiters ließ jedenfalls keine zusammenhängend aufsteigende Entzündung erkennen.

Sehr beachtenswert sind auch die feingeweblichen Untersuchungen von *A. Müller* (1912), welche ebenfalls an kranker Niere bei gleichzeitig bestehender Cystitis angestellt wurden. Er behandelt die Fortleitung der Infektion vom Nierenbecken zur Niere. Seine Darstellung wird um so eindrucksvoller, als er auch sehr schöne Abbildungen beifügt, um die lymphogene Fortleitung zu beleuchten und bemerkt sehr treffend, daß bei fortgeschrittener Niereneiterung infolge weitgehender Zerstörung des Parenchyms der Infektionsweg nicht mehr einwandfrei nachzuweisen ist. Seine Beschreibung und die Abbildungen des Zustandes früherer Entzündungsstufe sprechen aber sehr überzeugend dafür, daß die Infektion vom Nierenbecken aus entlang den Gefäßen nierenwärts aufsteigt. Die ersten und stärksten Infiltrate beobachtete *Müller* im Winkel zwischen Kelch und Papille. Die Harnkanälchen waren zunächst immer unversehrt. Fanden sich aber Rundzellen in den unversehrten Harnkanälchen, so waren diese, wie er durch viele Reihenschnitte feststellen konnte, durch einseitige Arrosion der Kanälchenwand und Einbruch vom Interstitium aus in die Kanälchen gekommen. Er kann sich deshalb der Ansicht von *Aschoff* und *Schmitt*, die eine Nekrose des Kanälchenepithels durch intrakanalikuläre aufsteigende Entzündung annehmen und das umgebende Infiltrat als chemotaktische Erscheinung deuten, nicht anschließen. Schließlich konnte *Müller* auch auf Serienschnitten nachweisen, daß größere Rundzellenherde des Nierenbeckens mit zusammenhängenden perivasculären Infiltraten in Verbindung stehen. Auffallend war in seinen Befunden die Unversehrtheit der Pyramiden mit den Kanälchen, während die Rinde ausgedehnte starke Entzündung zeigte, was er mit der Enge der dortigen Lymphgefäße und der dadurch bedingten Rundzellenstauung erklärt. Er ist auf Grund seiner pathologisch-anatomischen Studien von der lymphogen aufsteigenden Infektion vom Nierenbecken aus in die Niere sehr überzeugt und ist ferner der

Ansicht, daß die Annahme, die Mikroorganismen würden Blase und Harnleiterlichtung durchwandern und erst im Nierenbecken zur Infektion führen, etwas Gezwungenes hat. So genaue Angaben wie *Kaisserling* waren ihm mangels genügender Kenntnis der feineren Anatomie der Nierenlymphgefäße verständlicherweise nicht möglich.

Auch die Mitteilungen feingeweblicher Untersuchungen der jüngeren Zeit von *Schiffmann* und *Szameck* sprechen für die lymphogen aufsteigende Infektion im Blasen-Harnleitersystem. Bei Würdigung der hämatogenen Form kamen sie zu dem Ergebnis, daß für die aufsteigende Infektion der intrakanalikuläre Weg gegenüber dem lymphogenen wohl in den Hintergrund tritt. Ihre Beobachtungen umfassen immerhin die ansehnliche Zahl von 13 operativ gewonnenen Nieren, die bei Ureter-Scheidenplastik nach erweiterter Radikaloperation von Collumcarcinomen entfernt wurden.

Es wirkt nach diesen Betrachtungen sowohl der anatomischen Forschungsergebnisse als auch der wohldurchdachten pathologischen Befunde schon etwas befremdend, wenn *Levy* (1922) auf Grund von nur klinischen Beobachtungen und bakteriologischen Untersuchungen positiver Urinkulturen, die nicht einmal bei allen seinen Fällen positiv ausfielen, die lymphogene Infektion als vollkommen abwegig verwirft. Es ist zum mindesten unvorsichtig von ihm, zu behaupten, *Bauereißens, Müllers* und *Stevens* Ansichten seien „reine Theorie". Es ist doch wohl sicher mindestens auch ebeso nur Theorie, wenn er behauptet, die Bakterien könnten in den Schleimhaltfurchen und -fältchen des Ureters geschützt gegen den Harnstrom aufwärts steigen. Dieses Geschehen nimmt er jedenfalls unbewiesen als Tatsache an und hält andererseits trotz entsprechender feingeweblicher Befunde der oben genannten Bearbeiter die Fortleitung der Keime in den Lymphbahnen für keineswegs annehmbar, weil in den Lymphgefäßen bis zu seiner Zeit noch keine Bakterien nachgewiesen waren. Dieser letztere Einwand dürfte ja nun heute durch die Ergebnisse *Carsons* entkräftet sein.

Zusammenfassung: Nach Überprüfung des hier gestreiften einschlägigen Schrifttums dürfte wohl zuzugeben sein, daß die *lymphogen aufsteigende Infektion,* wie auch *Pflaumer* annimmt, mindestens ebenso häufig vorkommt wie die intraureterale und auch mindestens dieselbe Bedeutung hat. Sie hat aber eine Urinstauung nicht zur Voraussetzung und das ist wesentlich für unsere Haltung, insbesondere hinsichtlich der Harnwege-Darmverbindung, denn eine etwaige Stauung kann durch zweckmäßige Behandlung (Dehnung) der Stenose bekämpft werden.

Die Hand- und Lehrbücher erwähnen aber diesen Weg der a.N.I. teilweise gar nicht oder behandeln ihn nur ganz nebensächlich mit einer kleinen Bemerkung. Allerdings steht ja auch der ganz eindeutige Beweis für die lymphogen aufsteigende Infektion in der Harnleiterwand bis heute noch aus.

3. *Zur Ausbreitung der Infektion per continuitatem.*

Verschiedene Stimmen (*v. Frisch, Cabot, Craptree, Roched*) haben ferner die Fortleitung der Infektion von der Blase zum Nierenbecken und zur Niere als Ausbreitung der Entzündung in der zusammenhängenden Schleimhaut beschrieben (Ausbreitung per continuitatem). Insbesondere sind hier die Darlegungen *Neckers* zu nennen. Er betrachtet die Pyelitis bei gleichzeitiger Cystitis als eine Systemerkrankung. Auf Grund entwicklungsgeschichtlicher Sonderstellung sieht er in Urethra post., Trigonum und Ureter ein gemeinsames Schleimhautsystem. Ureter- und Trigonumschleimhaut betrachtet er als einen Teil der Harnröhre und setzt diesen Teil dem übrigen Blasenschleimhautbezirk als anatomisch andersartig gegenüber. Auf dieser Grundlage leitet er die Ausbreitung der Entzündung auf dem Wege der Kontinuität ab. Seine klinischen Beobachtungen erstrecken sich auf Blasenentzündungen, die durch Einspritzung von Gonokokken und unspezifischen reizenden Lösungen erzeugt wurden. Im Anschluß daran entstand nach seinen Erfahrungen immer beiderseits eine abakterielle Ureteritis bzw. Pyelitis. In einem Falle beschreibt er geradezu eine anatomische Abgrenzung von Trigonumcystitis, und will auf Grund sorgsam entnommenen Katheterharnes eine erst 10 cm aufwärts geleitete Entzündung festgestellt haben. Das Nierenbecken war in diesen Fällen angeblich nur wenig oder gar nicht befallen.

Diese Ausbreitungsart der Entzündung mag wohl für bestimmte Schleimhauterkrankungen, wie etwa für GO., Geltung haben. Auch *v. Frisch* berichtet über diese Art der Fortleitung gonorrhoischer Entzündungsvorgänge. Die übrigen banalen Entzündungserreger dürften aber wohl doch in der Hauptsache den Lymphweg bevorzugen.

4. *Zur hämatogenen Niereninfektion.*

Nach *Hinmann* besteht auch die Möglichkeit, daß die Bakterien über den Lymphweg in die Blutbahn kommen und von hier aus die Niere erreichen. Es wäre demnach auch bei Infektion der unteren Harnwege in gewissem Sinne mit der hämatogenen Form der Pyelonephritis zu rechnen, wie sie erstmalig von *v. Recklinghausen* (1871) beschrieben worden ist.

Über diese Entstehungsart der Nierenerkrankung, die streng genommen nicht in den Rahmen der aufsteigenden Infektion gehört, aber aus bestimmten Gründen doch hier kurz Erwähnung finden soll, gibt es im Schrifttum auch noch sehr verschiedene Meinungen. *Gravitz* (1877) konnte nachweisen, daß durch gesunde Glomeruli Pilze ausgeschieden werden können und zog daraus den Schluß, daß dies auch für die Bakterien Geltung habe. In diesem Sinne sprechen auch die Mitteilungen von *Biedel*, *Kraus*, *Harttung*, *Schweitzer* u. a. Es gelang auch *Sittmann*, *Klecki* und *Ribbert* durch Einspritzung von Erregern in die Blutbahn bei gesunden Tieren Nierenabscesse zu erzeugen. Nach *Schottmüller* gelangen aber Keime nur dann in den Harn, wenn eine anatomische Schädigung eines Gefäßbezirkes vorliegt. Es genügt nach seiner Ansicht allerdings schon die Berstung der Capillarwand in nur einem Glomerulus. Dafür scheinen die Untersuchungen von *Brewer* und *Koch* zu sprechen. Sie konnten durch traumatische Schädigung einer Niere vor der Einspritzung eine einseitige Nierenentzündung erzeugen. Ähnliches beobachtete auch *Israel*.

Auf weitere Einzelheiten zu dieser Frage soll hier nicht eingegangen werden, denn es kommt uns bei unseren Versuchen nicht darauf an, gerade dem Wesen der hämatogenen Pyelonephritis nachzugehen. Vielmehr verfolgen wir das Ziel eindeutig festzustellen, daß die lymphogen aufsteigende Infektion aus den unteren Harnwegen tatsächlich mit Regelmäßigkeit eintritt und insbesondere hinsichtlich der Frage der Harnableitung in den Darm eine entscheidende Bedeutung besitzt. Wir hätten also im Zweifelsfall höchstens die hämatogene Form der Niereninfektion durch geeignete Versuche auszuschließen.

Die nichteitrige Glomerulusnephritis scheidet, was ihr Wesen betrifft, vollkommen aus unseren Betrachtungen aus. Sie ist ja nach dem heutigen Stand der Forschung das Ergebnis einer toxischen Schädigung bei allergischer Reaktionslage (*Fahr*, *Masugi* u. a.) und entsteht nach *Kylin* zu einem Zeitpunkt, in dem die örtlichen Veränderungen der Infektionskrankheiten (Diphtherie, Angina) schon im Schwinden begriffen sind. Sie ist im Tierversuch mit einem einfachen Infektionsverfahren überhaupt nicht zu erzeugen (*Kuczynski*).

Eigene Tierversuche zum Nachweis der lymphogen aufsteigenden Niereninfektion.

Die Anregung, das Wesen der lymphogen aufsteigenden Infektion näher zu prüfen, gaben die Beobachtungen von *Reimers*, der bei Harnleiterverpflanzungen in zahlreichen Tierversuchen immer wieder den Eindruck hatte, daß die aufsteigende Infektion, an welcher die Tiere schließlich eingingen, nicht in der Hauptsache durch die Lichtung des Harnleiters aufsteigt, sondern bevorzugt den Weg durch die Harnleiterwand nimmt. Regelrechte Wandphlegmonen bei unversehrtem Epithel waren keine Seltenheit. Man darf hoffen, daß aus neueren sicheren Erkenntnissen auch weitere Richtlinien zur Verbesserung der Operationserfolge nach Harnwege-Darmverbindung abgeleitet werden können.

Im Sinne einer zuverlässigen Beweisführung lag es zunächst nahe, nur die Wand des Harnleiters bzw. der Blase zu infizieren und dabei die Infektion der Harnsäule mit Sicherheit zu vermeiden.

Eine entsprechende Versuchsanordnung stieß, wie das bei der Kleinheit des Harnleiters nicht verwunderlich ist, auf Schwierigkeiten verschiedener Art, so daß es nicht in jedem Falle leicht war, mit Sicherheit eine Harninfektion auszuschließen oder wenigstens diesbezügliche Einwände von vornherein zu entkräften. In dem Bestreben, einen wirklich eindeutigen Beweis für die lymphogen aufsteigende Infektion zu führen, wurden deshalb nach allerlei Erfahrungen und Überlegungen verschiedene Wege in der Versuchsanordnung beschritten.

Als Versuchstiere verwendete ich Hunde. Diese Tiere dürften am ehesten geeignet sein, weil die Größenverhältnisse gerade bei Versuchen am Harnleiter eine nicht geringe Rolle spielen. Beim Kaninchen sind die technischen Schwierigkeiten ungleich größer, denn die Harnleiterwand hat hier nur eine sehr geringe Dicke, so daß bei Infektionsversuchen allzu leicht eine vollkommene Durchlöcherung der Wand eintritt und auch leicht übersehen werden kann. Die Möglichkeit technischer Fehler ist also größer und deswegen sind auch die Versuchsergebnisse entsprechend unsicherer.

Versuchsanordnung: Bei allen Tieren wurde in Äthernarkose durch einen Schnitt in der Mittellinie knapp unterhalb des Brustbeines bis zur Symphyse die Bauchhöhle eröffnet und durch Abschieben der Eingeweide Blase und Harnleiter gut zugänglich gemacht, so daß an jeder beliebigen Stelle der Harngebilde übersichtlich gearbeitet werden konnte.

Auch die Prüfung des Befundes (Obduktion) nahm ich in Narkose vor. Dies hielt ich deshalb für wichtig, weil nur am lebenden Tier sicher entschieden werden konnte, ob die Harnabsonderung aus den Harnleitermündungen tatsächlich ungestört im Gange war. Es war mir ferner daran gelegen, festzustellen, ob bei unseren Versuchen ein wesentlicher Hydroureter entstand; ein solcher Zustand tritt aber bekanntlich des öfteren postmortal auch ohne eine besondere örtliche Ursache in Erscheinung. Auch um die Harnleiterperistaltik prüfen zu können, war die Beobachtung des Befundes am noch lebenden Tier unumgänglich.

Insgesamt verwendete ich 67 Versuchstiere. 25 davon mußten wegen verschiedener Zwischenfälle bei der Operation und teilweise schon länger bestehender Nierenerkrankung aus der Beurteilung ausscheiden (verhältnismäßig häufig wurden tuberkulöse Veränderungen beobachtet), so daß 42 verwertbare Versuche blieben.

Ausgehend von der Tatsache, daß bei den Tierversuchen von *Reimers* nach Durchbrennung der Harnleiterschlingen häufig heftige Harnleiterwandentzündungen (Phlegmonen) mit regelmäßiger Niereninfektion auftraten, wobei aber wesentliche Veränderungen der Ureterschleimhaut sowie Hydronephrosen kaum gesehen wurden, mußte die Annahme nahe liegen, daß die aufsteigende Infektion in der Hauptsache durch die Harnleiterwand zur Niere fortgeleitet wurde. Da aber nach bloßer Verlagerung der Harnleiterschlingen in die Darmlichtung (vor der Durchtrennung) bedrohliche Anzeichen einer a.N.I. nie gesehen wurden, erschien ferner der Schluß berechtigt, daß eine Querschnittwunde der Harnleiterwand — im engeren Sinne wohl die breite Eröffnung des Lymphgefäßnetzes — von wesentlicher Bedeutung sein muß.

Auf Grund dieser Überlegungen wurden zunächst die jetzt folgenden Versuche nach den schon angegebenen Gesichtspunkten durchgeführt.

1. Versuchsreihe: 5 Tiere; Tötung nach 2—5 Tagen.

Versuchsziel: Infektion eines möglichst großen Harnleiterquerschnittes ohne Eröffnung der Lichtung.

Operation: Beide Harnleiter werden stumpf eine entsprechende Strecke aus ihrem Lager gelöst, so daß die Verlagerung je einer Schlinge nach *Reimers* (Abb. 1) in die Darmlichtung ohne Zugspannung möglich ist. Eine Harnleiterschlinge wird unversehrt verlagert. An der anderen wird mit kleinem scharfen Messer durch schneidend-schabende Schnittführung ein Ring durch die Adventitia und durch den größten Teil der Muscularis geschnitten, so daß fast nur der Epithelschlauch vorhanden ist (ich möchte dieses Vorgehen kurz als Ringelung bezeichnen). Diese geringelte Harnleiterschlinge wird ebenfalls spannungslos in die Darmlichtung gebracht. Durch dieses Verfahren wird das Lymphnetz der Harnleiterwand weitgehend eröffnet. (Die Operation gestaltete sich an einem so empfindlichen Gebilde, wie es der Harnleiter darstellt, verständlicherweise etwas mühsam, und es ereignete sich anfangs schon ab und zu, daß plötzlich die Harnleiterlichtung eröffnet und der Versuch unbrauchbar wurde). Dreimal wird der rechte, zweimal der linke Harnleiter geringelt.

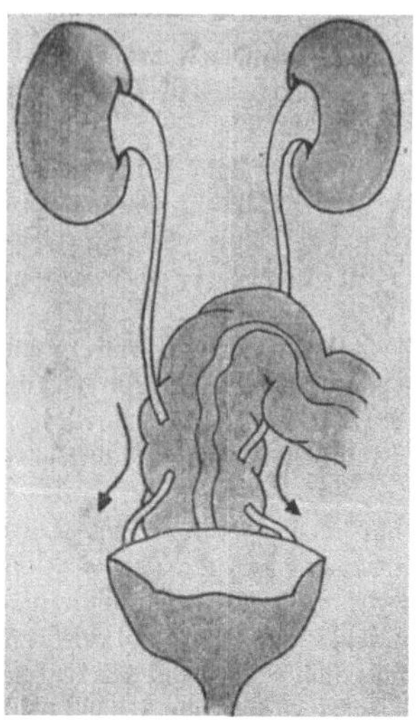

Abb. 1. Harnleiterverlagerung nach *Reimers*. (Nach einer Zeichnung von *Reimers*.)

In zwei Fällen werden an beiden Verpflanzungsstellen 2 ccm einer frischen Staphylokokkenaufschwemmung in die Darmwand um die Harnleiterschlinge gespritzt, um die Infektionswirkung zu verstärken.

Verlauf: Bei allen Versuchstieren bestehen am zweiten Tag nach der Operation keine wesentlichen Anzeichen einer bedrohlichen Harnentleerungsstörung. Die Tiere erholen sich nach dem Eingriff durchweg gut. Meist fällt aber am dritten Tag eine zunehmende Durstigkeit auf. Zweimal entleert sich am Vortage vor der Tötung (vierter Tag nach der Operation) mit Harn vermischter Kot.

Obduktionsbefund: Eine allgemeine Peritonitis wird nie beobachtet. In zwei Fällen (Versuchsdauer 5 Tage — zusätzliche Staphylokokkeninfektion) besteht um die Einpflanzungsstelle eine abgegrenzte Absceßbildung. Der nierenwärtige Harnleiterabschnitt zeigt beiderseits in jedem Fall eine deutliche Erweiterung. Peristaltikwellen sind an beiden Harnleitern sowohl nach zweitägiger als auch nach fünftägiger Versuchsdauer nicht ohne weiteres zu beobachten. Durch geringen Reiz (leichter Schlag mit der Pinzette) können jedoch mit Regelmäßigkeit schwache Peristaltikwellen ausgelöst werden, die bis zur Verpflanzungsstelle laufen. Die Uretertätigkeit ist auf der geringelten Seite in jedem Fall schwächer als auf der Vergleichsseite. Auf der geringelten Seite fällt immer ein stärkeres Wandödem auf.

Nach Eröffnung der Harnblase, die durchweg mittelstark mit Harn aufgefüllt ist, und Darstellung der Harnleitermündungen kann immer beobachtet werden, daß der Harnabfluß im Gange ist. Die Entleerung geschieht aber nicht sehr deutlich stoßweise, sondern erfolgt in einem mehr langsamen zusammenhängenden schwachen Strom. Nur in zwei Fällen kann makroskopisch eine leichte Blasenschleimhautentzündung festgestellt werden (hier bestand eine Fistel an der geringelten Verpflanzungsstelle). Auch die von der Verpflanzungstelle aus blasenwärts führenden Harnleiterabschnitte zeigen nur in diesen beiden Fällen auf der geringelten Seite leichte Entzündungserscheinungen. Bei den übrigen Tieren wird keine wesentliche Veränderung der Blasenschleimhaut beobachtet. Die blasenwärtigen Harnleiterabschnitte antworten auf leichten Reiz hin mit deutlichen Peristaltikwellen.

Nach Eröffnung des Darmes zeigt sich in zwei Fällen an der geringelten Harnleiterschlinge eine Fistel (siehe oben); die Harnleiterwand ist hier nekrotisch geworden. In den übrigen drei Fällen beschreibt die geringelte Harnleiterschlinge im Darnlumen einen sanften Bogen, der aber äußerlich auch eine deutliche Nekrose zeigt. An der unversehrten Harnleiterschlinge nur entzündliche Schwellung mit geringer oberflächlicher Adventitianekrose, die sich leicht abschaben läßt.

Nach Entnahme des Blasen-Darm-Harnleiter-Nierenpräparates beobachtet man entlang der Aorta immer eine deutliche Lymphadenitis. In jedem Fall gelangt man mit dem Harnleiterkatheter von der Blase aus bis ins Nierenbecken, wenn auch die Überwindung der Verpflanzungsstelle etwas Schwierigkeiten bereitet.

Dreimal wird der Harnleiter von der Blase aus bis zum Nierenbecken aufgeschnitten. Dabei zeigt sich auf der geringelten Seite die Schleimhaut von der Verpflanzungsstelle aufwärts leicht getrübt. An der Verpflanzungsstelle selbst wird außer den beiden Fistelbildungen in zwei weiteren Fällen auch makroskopisch ein deutlicher Epithelschaden beobachtet. Die Schleimhaut des blasenwärtigen Harnleiterabschnittes zeigt sich in keinem Fall sonderlich verändert, sondern besitzt eine blasse Tönung.

Am unverletzten Harnleiter gleicht die Schleimhaut des blasenwärtigen Abschnittes dem Aussehen der anderen Seite. Nierenwärts ist eine wenig auffallende Trübung vorhanden, die aber auf der Gegenseite viel ausgeprägter ist.

Die Nieren zeigen äußerlich keine wesentlichen Veränderungen. Auf der Schnittfläche aber besteht doch zwischen beiden Seiten ein Unterschied, und zwar beobachtet man auf der Seite des geringelten Harnleiters eine trübere Tönung und ein erhebliches entzündliches Ödem, insbesondere der Rindenschicht.

In den beiden Fällen mit zusätzlicher Staphylokokkeninfektion sind die Entzündungserscheinungen auf beiden Seiten, insbesondere aber auf der geringelten Seite in der Harnleiterwand wesentlich stärker. Hier bietet sich schon ein phlegmonöses Aussehen. Die Trübung der Harnleiterschleimhaut ist dagegen kaum deutlicher ausgeprägt. Die Schnittfläche der Nierenrinde ist dagegen auffallend trüber als in den anderen Präparaten.

Feingeweblicher Befund[1]*:* Auf dem feingeweblichen Schnittbild der Harnleitermündung der geringelten Seite leichte submuköse Entzündung der Blasenschleimhaut. Diese Infiltrate sind im Falle der Harnleiterfistel etwas stärker ausgeprägt. Am Intramuralteil nur angedeutete Rundzelleninfiltrate, die bei kurzer Versuchsdauer (2 Tage) vollkommen fehlen.

Der blasenwärtige Harnleiterabschnitt der geringelten Seite zeigt durchweg in allen Schichten nur spärliche Rundzellendurchtränkung.

---

[1] Herr Dozent Dr. *Fahr* (Path. Inst. Würzburg) hatte die Liebenswürdigkeit, meine histologischen Schnitte zu prüfen. Für seine wertvollen Hinweise bei der Beurteilung bin ich ihm zu großem Dank verpflichtet.

Auf dem Längsschnittbild der geringelten Verpflanzungsstelle ist der Zellverband in allen 5 Versuchen erheblich gelockert und zeigt teilweise auch Epithelverluste. Die übrige Wand sowie die angrenzende Darmwand ist heftig entzündet.

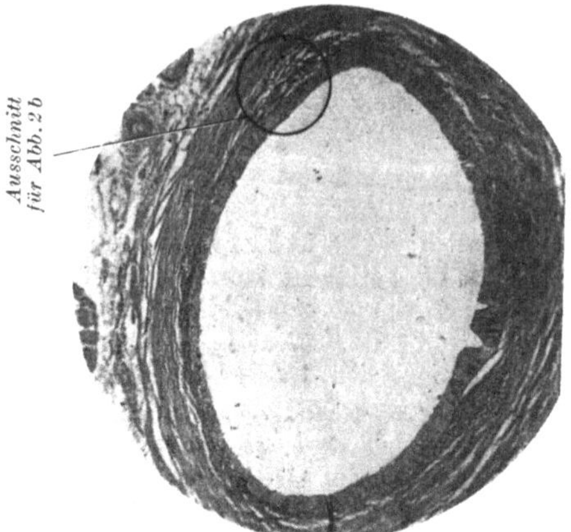

Abb. 2a. Harnleiterquerschnitt oberhalb der geringelten Infektionsstelle (oberes Drittel) — deutliche Rundzellendurchsetzung.

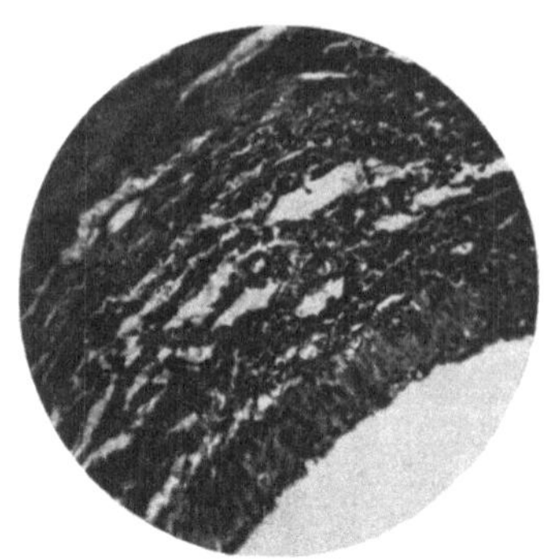

Abb. 2b. Vergrößerter Wandausschnitt aus 2a (erhebliche Rundzellendurchsetzung, Epithelverband erhalten).

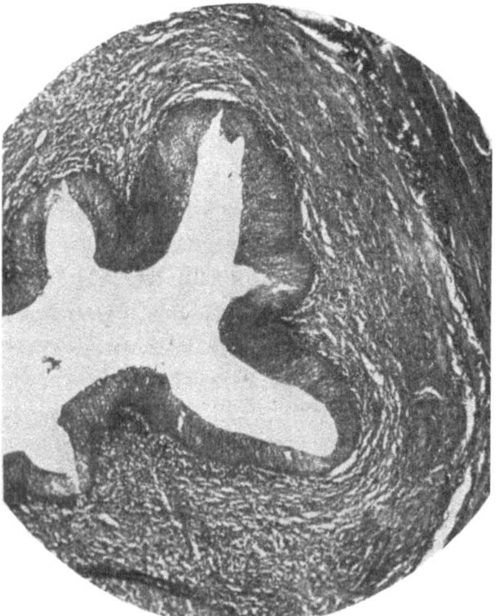

Abb. 3. Querschnitt durch den Nierenbeckenanteil der geringelten Harnleiterseite (deutliche Rundzellendurchtränkung in der Submucosa und Muscularis bei unversehrtem Epithelbelag.

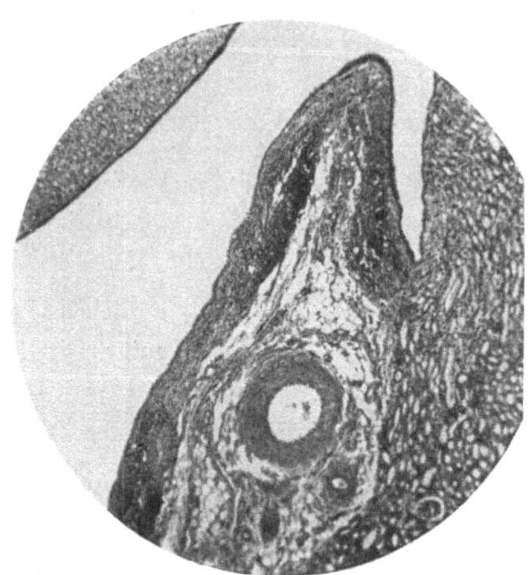

Abb. 4. Schnitt durch Kelch und Papille (unversehrtes Epithel mit erheblichen submukösen Infiltraten).

Die Harnleiterquerschnitte oberhalb der geringelten Verpflanzungsstelle zeigen in vier Fällen eine erhebliche entzündliche Durchtränkung sämtlicher Harnleiterschichten, am ausgeprägtesten in der Submucosa (Abb. 2a u. b). Weiter nierenwärts werden die Entzündungserscheinungen schwächer.

Auf den Schnitten des Nierenbeckens (Abb. 3) der geringelten Seite bestehen in vier Fällen ausgeprägte subepitheliale Infiltrate, meist stärker als in der Harnleiterwand. Am ausgprägtesten sind diese Erscheinungen im Winkel zwischen Kelch und Papille (Abb. 4). Der Epithelverband ist hier fest gefügt, unversehrt und zeigt ebenso wie in den Harnleiterschnitten oberhalb der Einpflanzungsstelle keine Unterbrechung. Vom Nierenbecken aus kann man meist keine deutlichen Rund-

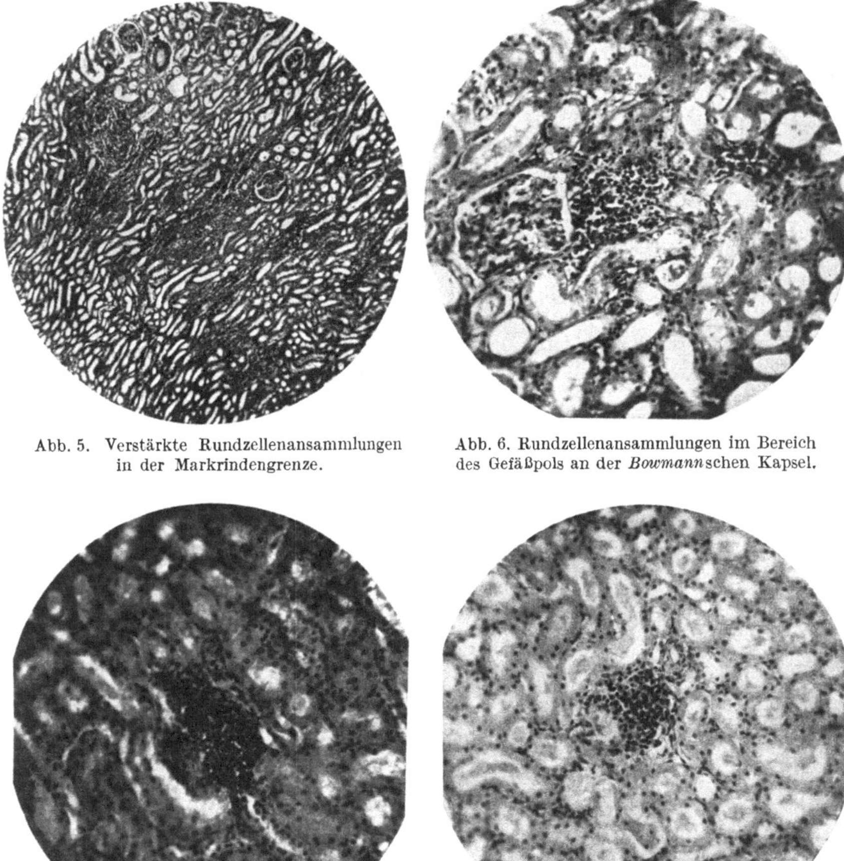

Abb. 5. Verstärkte Rundzellenansammlungen in der Markrindengrenze.

Abb. 6. Rundzellenansammlungen im Bereich des Gefäßpols an der *Bowmann*schen Kapsel.

a b

Abb. 7a u. b. Rundzellenherde zwischen den Harnkanälchen — einseitiger Einbruch in einen Tubulus.

zellenfortsätze in das Parenchym beobachten. Nur auf geeigneten Schnitten erkennt man, daß die Nierenbeckeninfiltrate mit stärkeren Rundzellenansammlungen um die starken Gefäße in Verbindung stehen. Auffallende starke Verdichtungen sieht man wieder oft um die Gefäße der Markrindengrenze (Abb. 5). Zuweilen beobachtet man von hier aus geschlängelte Rundzellenstreifen in Begleitung der Gefäße gegen das Rindengebiet hin. Sie verdichten sich auch öfters um einen Glomerulus.

Stellenweise hat man den Eindruck, daß von einer Rundzellenverdichtung in der Nähe der *Bowmann*schen Kapsel (Gegend des Gefäßpols) die Entzündung zum Glomerulus hinstrebt (Abb. 6). Am Glomerulus selbst fällt dann oft ein ganz erheblicher entzündlicher Zellreichtum manchmal sogar mit Blutungen auf. Diese Prägung ist am deutlichsten bei den zwei Fällen mit zusätzlicher Staphylokokkengabe, und zwar nur auf der geringelten Harnleiterseite.

In den Harnkanälchen selbst kann man nirgends mit Sicherheit Rundzellen feststellen. Ganz vereinzelt ist aber deutlich zu sehen, daß von einer interstitiellen Rundzellenansammlung aus ein einseitiger Einbruch durch die Kanälchenwand eines Tubulus contortus in die Lichtung stattfindet (Abb. 7a u. b). In den Kanälchenlichtungen findet sich großenteils eine erhebliche Eiweißausscheidung (Nephrose).

Die feingewebliche Untersuchung auf der Seite des nicht geringelten Harnleiters ergibt im blasenwärtigen Harnleiter- und Blasenabschnitt keinen wesentlichen Unterschied zum entsprechenden Abschnitt der Gegenseite. An der Verpflanzungsstelle sind die Entzündungserscheinungen um den Harnleiter in der Darmwand ebenso ausgeprägt wie auf der Gegenseite. Die Harnleiterwand selbst zeigt aber in der Hauptsache nur in der Adventitia und äußeren Muskelschicht etwa gleich starke Rundzelleninfiltrate wie auf der Gegenseite, während in der Submucosa die Erscheinungen schwächer sind. Epithelschäden sind immer vorhanden.

Auf den nierenwärtigen Harnleiterschnitten und auf den Schnitten des Nierenbeckens wie der Niere sind immer die Entzündungserscheinungen im Falle der unverletzten Harnleiterschlinge gering, viel geringer als auf der Gegenseite.

Bei einem Versuch bieten beide Seiten im feingeweblichen Bild keine erheblichen Entzündungserscheinungen und auch keinen wesentlichen Unterschied bei einer dreitägigen Versuchsdauer (nicht genügend starke Ringelung ?).

Zusammenfassung: Bei Verlagerung einer verletzten und unverletzten Harnleiterschlinge in die Darmlichtung nach *Reimers* fand sich auf der verletzten Seite durchweg eine stärkere nierenwärtig fortgeleitete Infektion in allen Abschnitten des Ureters, einschließlich der Niere selbst.

Bei dieser Versuchsanordnung störte vor allen Dingen doch eine deutliche Harnrückstauung von der Einpflanzungsstelle aufwärts. Es fand sich jedesmal ein deutlicher Hydroureter. Dies war bei dem eingeschlagenen Verfahren nicht zu verhindern. Deshalb wurde ein anderes Verfahren gewählt.

2. *Versuchsreihe:* 8 Tiere; Tötung nach 2—4 Tagen.

Versuchsziel: Erzeugung einer Harnleiterwandinfektion unter Vermeidung örtlicher Einengung an der Infektionsstelle.

Operation: Nach Eröffnung der Bauchhöhle wird eine etwa 3 cm lange Harnleiterschlinge auf einer Seite aus ihrem retroperitonealen Lager nach Durchtrennung des rückwärtigen Peritoneums gelöst. Die Auslösung erfolgt 6mal im unteren Drittel, 2mal knapp oberhalb der Mitte. Die ausgelöste Schlinge wird in üblicher Weise geringelt, und zwar 4mal auf der rechten und 4mal auf der linken Seite. In diese Ringfurche wird ein mit frischem Kot bestrichener Catgutfaden gelegt und so lose geknotet, daß er keinesfalls den Harnleiter abschnürt. Die Infektionsstelle wird in einen freien Netzlappen gehüllt und das Ganze retroperitoneal versenkt (Schluß des rückwärtigen Peritoneums über dem infizierten Harnleiter). Der andere Harnleiter bleibt unversehrt.

Verlauf: Die Tiere erholen sich nach diesem Eingriff bis zum zweiten Tag zufriedenstellend und machen keinen sehr kranken Eindruck. Nur ein Hund bietet bereits am zweiten Tag peritonitische Erscheinungen. Bei der Obduktion stellt sich eine allgemeine Peritonitis heraus. Die übrigen Tiere bekommen erst durchschnittlich vom dritten auf den vierten Tag ein gedrückteres Gebaren. Es stellt sich nach vorhergehendem großen Durstgefühl und Abnahme der Freßlust in zwei Fällen auch Erbrechen ein.

Obduktionsbefund: Bei Eröffnung der Bauchhöhle in Narkose ergibt sich in einem Fall eine ausgedehnte Peritonitis (siehe oben). Bei den übrigen Tieren wird nach Abschieben der Eingeweide bei der Betrachtung keine diffuse Bauchfellentzündung festgestellt. Der Netzzipfel ist mit der Umgebung meist erheblich verbacken. Viermal (Versuchsdauer 4 Tage) findet sich im Netzzipfel eine erhebliche Absceßbildung. Der infizierte Harnleiter zeigt in ganzer Ausdehnung nach oben eine deutliche Wandschwellung und Atonie. Bei Reizung (leichter Schlag mit der Pinzette) läuft eine schwache Peristaltikwelle ab. Diese ist sehr träge und läuft nicht deutlich über die Infektionsstelle hinaus.

In der Umgebung der Harnblase bestehen auf der infizierten Seite immer leichte entzündliche Verklebungen mit manchmal schwachen Fibrinbelägen. Die Harnblase ist durchweg etwa bis zur Hälfte mit Harn angefüllt, der eine leichte Trübung aufweist. Bei Darstellung der Harnleitermündungen kann man beobachten, daß auf der nicht infizierten Seite die Harnausscheidung in schwachem Stoß erfolgt. Auf der infizierten Seite dagegen ist der Harnfluß schwach und erfolgt nicht ausgeprägt stoßweise.

Bei der Herausnahme des Blasen-Harnleiter-Nierenpräparates ist festzustellen, daß im Retroperitonealbereich die Lymphknoten, insbesondere entlang der Aorta deutlich entzündet sind. Es besteht in deren Umgebung auch ein deutliches Ödem im Gewebe.

Nach vollkommenem Freipräparieren der Harnleiter ist besonders sinnfällig, daß auf der infizierten Seite von der Infektionsstelle aufwärts bis zum Nierenbecken ein erhebliches Wandödem vorhanden ist. In zwei Fällen bestehen schon deutliche Anzeichen einer Phlegmone. Die Entzündungserscheinungen betreffen aber immer nur den nierenwärtigen Harnleiterabschnitt. In jedem Fall gelingt die Einführung der Harnleiterkatheter von der Blase aus ohne die geringste Schwierigkeit. Es ist insbesondere an der Infektionsstelle nicht der geringste Widerstand zu überwinden. Der aufgeschnittene Harnleiter zeigt auf der infizierten Seite eine deutliche Trübung der Schleimhaut, die insbesondere im Falle der phlegmonösen Entzündung ausgeprägt ist. Ein Epithelschaden kann makroskopisch nicht entdeckt werden. Die Blasenschleimhaut und der unterhalb der Infektionsstelle gelegene Abschnitt der Harnleiterschleimhaut zeigt äußerlich keine wesentlichen Entzündungserscheinungen.

Auf der nicht infizierten Seite besitzt die ganze Schleimhaut eine regelrechte blasse Tönung.

Bei der Prüfung beider Nieren zeigt sich äußerlich die zur infizierten Seite gehörige Niere dreimal etwas vergrößert. Die Nierenschnittfläche der infizierten Seite ist in jedem Fall deutlich etwas trüber getönt als die Schnittfläche der Vergleichsseite (entzündliches Ödem in der Rinde). Zeichen einer Harnaufstauung sind in keinem Fall im Nierenbecken vorhanden.

Feingeweblicher Befund: Alle Schnitte des Blaseneingangs der infizierten Seite zeigen durchweg eine leichte Entzündung des Harnleiterwandanteils. Der Epithelverband ist gerade an den Harnleitermündungen öfters beschädigt. In der ganzen Wand der Blase mäßige Rundzellendurchtränkung, am schwächsten in der Muskelschicht, am ausgeprägtesten noch in der Submucosa. Diese Infiltrate reichen mit

Deutlichkeit nur bis zum Intramuralteil des Harnleiters. Im Gebiet des Intramuralteils selbst kann man kaum wesentliche subepitheliale Infiltrate nachweisen, nur hin und wieder ganz spärliche, kaum zusammenhängende Rundzellenstreifen, die dann ihrerseits wieder mit stärkeren Infiltraten der Blasensubmucosa zusammenhängen. In der Muskelschicht des Intramuralteils, der sich bei guter Schnittführung immer scharf von der Blase absetzt, sieht man auch nur schwache Rundzellenansammlungen. Hingegen ist aber eine zusammenhängende, wenn auch leicht entzündliche Durchtränkung von der Adventitia des Harnleiters auf die äußere Blasenschicht übergehend zu beobachten (Periureteritis-Pericystitis). In vier Fällen (Tötung nach 2 Tagen) fehlen aber bei leichter Periureteritis und Pericystitis sowie unwesentlicher Infiltration der Uretersubmucosa oberhalb des Intramuralteils wesentliche Entzündungserscheinungen, auch in der Blasensubmucosa überhaupt, so daß man den Eindruck hat, die leichte in der Harnleiterwand abwärts fortkriechende Entzündung ist am Intramuralteil aufgehalten worden.

An der Infektionsstelle ist immer die ganze Harnleiterwand mit dem umgebenden Netzmantel heftig entzündet; in vier Fällen (Tötung nach 2 Tagen) ist aber auch feingeweblich der Epithelbelag auf dem Längsschnitt tadellos und unversehrt, zeigt keinerlei Unterbrechung des Zellverbandes, nur eine leichte Quellung der Epithelzellen. In den übrigen vier Fällen sind Zellunterbrechungen vorhanden. Zweimal ist aber mit Sicherheit der Epithelschaden nach dem feingeweblichen Aussehen mechanisch gesetzt worden, und zwar ziemlich sicher beim Herausziehen des Harnleiterkatheters nach dem Härten des Präparates in Formalin. (Es wurden nämlich nicht immer die Harnleiter in frischem Zustand aufgeschnitten, sondern teilweise bei liegendem Katheter die Blasen-Harnleiter-Nierenpräparate in Formalin gelegt. Die Entfernung der Katheter war manchmal etwas schwierig, und der Harnleiter schob sich bei einiger Unachtsamkeit zuweilen ziehharmonikaartig zusammen. Ein Abriß von Epithelbezirken ist dabei gut denkbar. An vorher aufgeschnittenen Harnleitern beobachteten wir nie einen Epithelschaden.) Trotzdem möchte ich aber bei zwei weiteren Fällen nicht mit ganzer Sicherheit eine Schädigung des Epithels schon vor der Entnahme des Präparates in Abrede stellen. Hier war der Zellbelag an der Infektionsstelle gelockert, teilweise waren Zellen aus ihrem Verband gelöst, und diese zeigten doch schon Erscheinungen eines beginnenden Zerfalls. Ob dieser Schaden schon bei der Operation eingeleitet wurde oder im weiteren Verlauf der Entzündung entstanden ist, muß dahingestellt bleiben. Zu einer Fistelbildung ist es jedenfalls nicht gekommen, denn es waren keine Anzeichen einer Harnphlegmone vorhanden.

Die Schnitte in verschiedenen Höhenstufen aus dem infizierten Harnleiter oberhalb der Infektionsstelle zeigen durchweg eine erhebliche Rundzellendurchtränkung der ganzen Wand (wie in den Vorversuchen Abb. 2—4). Nierenbeckenwärts nimmt die Entzündung an Heftigkeit ab. Am ausgeprägtesten sind die Entzündungserscheinungen in der Submucosa. Die Veränderungen sind in allen Fällen ganz wesentlich stärker als unterhalb der Infektionsstelle (bei leichterem Infektionsablauf fehlte unterhalb der Infektionsstelle fast jede Entzündungserscheinung im feingeweblichen Bild).

Die Infiltration reicht immer bis ins Nierenbecken und kommt hier immer deutlicher zum Ausdruck als in der Ureterwand. Die Stärke der hier beobachteten Erscheinung ist aber dem Grade nach der Entzündung in der Harnleiterwand entsprechend. Am ausgeprägtesten sind die Rundzellenansammlungen wieder in den Kelchnischen. Hier kann man ab und zu regelrechte absceßähnliche, subepiheliale Infiltrate sehen. Von hier aus sind in Richtung der Columnae Bertini manchmal deutliche Rundzellenstreifen zu beobachten. Um die Gefäße der Markrindengrenze treten stellenweise Rundzellenansammlungen erheblich stärker hervor (wie in der vorhergehenden Versuchsreihe Abb. 5). Von diesen stärkeren Infiltraten der Markrindengrenze gehen wieder streifenförmige Fortsätze rindenwärts, die nicht so geradlinig sind wie solche, die von den Kelchnischen ausgehen. Sie begleiten, wie häufig zu beobachten, die Gefäße und verdichten sich zuweilen um einen Glomerulus.

In den Harnkanälchen kann man nur bei sehr starken Nierenveränderungen und bei längerer Versuchsdauer (4 Tage) ganz selten wenige Rundzellen beobachten. Eine wesentliche Erweiterung der Kanälchenlichtung fällt dabei nicht auf. In allen Fällen besteht eine deutliche Schwellung der Nierenepithelien mit Eiweißausscheidung in die Tubuli, die am stärksten bei 4 Tage währender Versuchsdauer auffällt. Im Falle der Peritonitis sind diese Erscheinungen besonders stark.

Häufig fällt ein erheblicher Zellreichtum der Glomeruli mit zuweilen deutlicher Hämorrhagie auf. Doch sind nicht alle Glomeruli gleich stark verändert.

In den Rindenbezirken ist manchmal, insbesondere bei stärkerer Ausprägung der Ureteritis und Periureteritis eine zunehmend stärkere Rundzellendurchtränkung wahrzunehmen. Gegen die Kapsel hin verdichten sich zuweilen diese Infiltrate. Man beobachtet sogar stellenweise unmittelbar unter der Kapsel und wenig entfernt davon im subkapsularen Rindengebiet angedeutet kleine Absceßchen, welche die Harnkanälchen auseinander drängen. Mit Bestimmtheit gehen diese Erscheinungen nicht von den Gefäßen (Glomeruli) oder von den Harnkanälchen aus, sondern sie liegen im Zwischengewebe.

(Diese Beobachtungen waren bei den ersten drei Versuchen, die einen heftigen Infektionsablauf boten, auffallend ausgeprägt. Die Deutung dieses Befundes machte zunächst Schwierigkeiten. Er trat aber immer wieder in Erscheinung. Schließlich fiel aber doch auf, daß vorwiegend nur ein Nierenpol hervorstechend befallen war. In den folgenden Versuchen wurde deshalb beim Einlegen des Präparates in Formol Vorder- und Rückseite sowie oberer und unterer Pol gekennzeichnet und auch bei Herstellung des feingeweblichen Schnittes die Seiten- und Polbezeichnung festgelegt, weil ich einen bestimmten Zusammenhang der Entzündungserscheinungen mit der Lage des Organs vermutete. Diese Vermutung wurde auch bestätigt, denn es zeigte sich, daß durchweg in der Hauptsache der obere Pol die oben beschriebenen, stärker abstechenden Infiltrate im subkapsulären Rindengebiet aufwies).

Auf der nicht infizierten Seite finden sich bei einem leichten Infektionsablauf am infizierten Ureter gar keine Veränderungen im Verlauf der Ureterwand. Bei heftigem Infektionsablauf sind manchmal geringe Rundzellenansammlungen im Nierenbeckengewebe vorhanden, aber die Erscheinungen sind sehr wenig ausgeprägt. Nur einmal ist im Falle eines starken phlegmonösen Verlaufes (Harnleiterphlegmone mit erheblicher Periureteritis und starker Lymphangitis entlang der Aorta) die Peripyelitis fast so stark wie auf der infizierten Seite (Versuchsdauer 4 Tage). Die Erscheinungen an der Markrindengrenze sind jedoch nicht in gleichem Maß ausgeprägt. Auch die Runzellenanhäufung in den subkapsulären Rindenbezirken ist an einigen Stellen bei genauer Betrachtung festzustellen, aber doch nicht so stark vorhanden wie auf der infizierten Seite.

Zusammenfassung: Einseitige Harnleiterwandinfektion ohne Eröffnung der Lichtung erzeugte eine hervorstechend einseitig aufsteigende Niereninfektion (lymphogen). Heftiger Infektionsablauf führte zu erheblicher retroperitonealer Streuung der Infektion auch bis zur anderen Niere.

Da gerade bei Harnleiterverpflanzungen immer zum Zwecke einer spannungslosen Lagerung der Ureter eine gute Strecke aus seiner Umgebung gelöst werden muß, erschien es mir von Wert, auch zu wissen, ob und in welchem Sinne diese Maßnahme auf die Infektionswirkung eine Bedeutung besitzt. Dies festzustellen war das Ziel der folgenden Versuche.

3. Versuchsreihe: 5 Tiere; Tötung nach 18 Stunden bis 4 Tagen.

Versuchsziel: Erzeugung einer Harnleiterwandinfektion nach Auslösung des Ureters und Beobachtung der Infektionswirkung.

Operation: Bei dieser Versuchsanordnung wird in drei Fällen der rechte Harnleiter fast bis zum Nierenbecken mit dem *Paquelin*-Brenner aus seiner Umgebung gelöst. Die Auslösung wird 2—3 mm von der Ureterwand entfernt vorgenommen, um eine Hitzeschädigung zu vermeiden. Es zeigt sich auch nach vollkommener Auslösung, daß eine regelrechte Peristaltik abläuft. In zwei weiteren Fällen wird in derselben Weise auch der linke Harnleiter aus seinem Lager gelöst.

Bei jedem Versuch wird der rechte Harnleiter im unteren Drittel infiziert, und zwar wird in zwei Fällen eine 2 Tage alte Streptokokkenaufschwemmung ($^1/_4$ ccm) in die Harnleiterwand gespritzt; in drei weiteren Fällen wird wie bei den Vorversuchen die übliche Infektion mit dem Kocatgutfaden vorgenommen. Die Infektionsstelle wird immer wie in den Versuchen der vorhergehenden Reihe mit einem Netzmantel gedeckt.

Verlauf: Bei diesem Versuch wurden die Tiere durchweg stärker mitgenommen. Sie erholten sich nach der Operation nicht in üblicher Zeit wie in den Vorversuchen. Den kränksten Eindruck machten die beiden Tiere, bei denen eine frische Streptokokkeninfektion gesetzt worden war. Ein Hund verendete nach 2 Tagen (hatte eine allgemeine Peritonitis).

Obduktionsbefund: Bei vier Tieren keine allgemeine Peritonitis. Die nächste Umgebung des Netzzipfels zeigt sich aber deutlich entzündet. Es bestehen immer deutliche Verklebungen zur Blase hin. In allen Fällen zeigt der ausgelöste und infizierte Harnleiter äußerlich schon eine deutliche entzündliche Schwellung und eine ausgeprägte Atonie. Spontane Peristaltikwellen sind nicht zu beobachten. Auf leichten Reiz hin laufen träge Peristaltikwellen ab, die aber an der Infektionsstelle abebben.

Der nicht ausgelöste Harnleiter der anderen Seite zeigt in keinem Fall auffallende Veränderungen. Es besteht eine regelrechte, nicht abgeschwächte Peristaltiktätigkeit, keine entzündliche Schwellung, keine Atonie.

In den zwei Fällen, bei denen der linke Harnleiter ausgelöst, aber nicht infiziert worden ist, besteht ebenfalls keine auffallende Atonie. Die spontane Peristaltik ist aber doch etwas träger als unter regelrechten Verhältnissen. Auf leichten Reiz hin laufen kräftige Peristaltikwellen bis zur Blase ab.

Die Blase zeigt nach Eröffnung eine mittelmäßige Füllung. Der Harn ist leicht getrübt. Aus der Harnleitermündung der infizierten Seite ergießt sich der Harn im schwachen Strom, keine deutliche stoßweise Entleerung. Aus der Harnleitermündung der nicht infizierten Seite ist eine deutliche Stoßentleerung zu beobachten. Die Harnstöße sind hier im Falle der Auslösung etwas schwächer, aber doch deutlich zu sehen. Eine wesentliche Blasenschleimhautentzündung fällt äußerlich nicht auf.

Nach Herausnahme des Blasen-Harnleiter-Nierenpräparates zeigt sich eine deutliche Entzündung im Retroperitonealraum. Die Lymphknoten entlang der Aorta bis zum Abgang der A. renalis sind deutlich vergrößert.

Die Niere der infizierten Seite sieht äußerlich etwas trüber aus. Auch die Schnittfläche zeigt eine trübere Tönung als die der Niere der anderen Seite. Mit dem Harnleiterkatheter kommt man von der Blase aus zwanglos auf beiden

Seiten durch den Harnleiter bis zum Nierenbecken. Es bietet sich nicht der geringste Widerstand im Bereich der Infektionsstelle.

Am aufgeschnittenen Harnleiter zeigt sich auf der infizierten Seite die Schleimhaut von der Infektionsstelle aufwärts bis zum Nierenbecken sanft dunkel gerötet. Der zur Blase führende Abschnitt zeigt weder ein wesentliches Wandödem noch sonderliche Veränderungen der Schleimhaut.

Auf der nicht infizierten Seite bietet die Harnleiterschleimhaut auch im Falle der Harnleiterauslösung in ganzer Ausdehnung keine wesentlichen Veränderungen. Sie ist zart und blaß.

Feingeweblicher Befund: Im Vergleich zu den vorhergehenden Versuchen ist festzustellen, daß am ausgelösten und infizierten Harnleiter die Entzündungserscheinungen durchweg erheblich stärker sind. Außer der starken Ausprägung der Rundzellendurchsetzung in der Submucosa fällt insbesondere auch eine stärkere Entzündung im äußeren Rindengebiet der Niere auf der infizierten Seite auf. Man beobachtet vor allem am Gefäßpol der Glomeruli und teilweise auch um die *Bowmann*sche Kapsel öfters kleine Rundzellenansammlungen. Die Glomerulusschlingen selbst zeigen teilweise einen erheblichen Zellreichtum und weisen zuweilen auch Blutungen auf. Die ausgeprägtesten Entzündungserscheinungen finden sich im Gebiet des oberen Nierenpols. Diese hervorstechend stärkeren Erscheinungen im äußeren Rindengebiet finden sich besonders deutlich in drei Versuchen (Versuchsdauer 2 Tage), die einen heftigen Infektionsablauf boten.

Den blasenwärtigen Harnleiterabschnitt und die Blase selbst betreffend, findet sich kein wesentlicher Unterschied zu den Befunden der Vorversuche.

Auf der nicht infizierten Seite zeigen sich im Falle der Streptokokkeninfektion bei unwesentlichem Rundzellenbefund im Nierenbeckengewebe auch stellenweise Entzündungserscheinungen im Glomerulusgebiet. Sie sind aber viel seltener und schwächer als auf der anderen Seite. In drei Fällen werden auf der nicht infizierten Seite keinerlei Anzeichen einer aufsteigenden Infektion festgestellt. Bei einem weiteren Versuch (Versuchsdauer 4 Tage — heftiger Infektionsablauf) zeigt aber das Nierenbeckengewebe der nicht infizierten Seite fast genau so starke Rundzellendurchtränkung wie das Nierenbecken des infizierten Harnleiters.

Auf allen feingeweblichen Schnitten beider Seiten erweist sich das Epithel als unverletzt. Der Zellverband ist gut gefügt. Es besteht keine wesentliche Zellschwellung und auch kein Anzeichen für einen Kernzerfall.

Zusammenfassung der Ergebnisse der 3 Versuchsreihen: Bei den gesamten bisherigen Versuchen trachteten wir also eine Infektion des größten Harnleiterquerschnittes zu setzen, ohne die Lichtung zu eröffnen. Damit sollten die Keime in das Lymphnetz der Harnleiterwand gebracht, aus dem Harnstrom aber ferngehalten werden. Dies dürfte wohl auch gelungen sein. Dafür spricht der Umstand, daß die Infektion in jedem Fall unter Prüfung des Auges vorgenommen wurde und somit die etwaige Eröffnung der Harnleiterlichtung rechtzeitig bemerkt werden konnte. Der Obduktionsbefund und das feingewebliche Bild sprachen schließlich auch im Sinne der lymphogenen Infektionsausbreitung von den unteren Harnwegen zur Niere. Die oberen Harnwege erwiesen sich mit wenigen Ausnahmen im Kulturverfahren als keimfrei. Unterstützend für die lymphogen aufsteigende Infektion spricht schließlich nicht zuletzt auch die Schnelligkeit, mit der die immerhin heftige Nierenbecken- und Nierenentzündung in Erscheinung trat. Bei Ausbreitung der Infektion im Harnstrom wäre außerdem ein gesetzmäßig erfolgtes zusammenhängendes Entzündungsbild der Harnleiterwand und Niere ohne Epithelschaden wohl nicht zu erwarten.

Trotzdem wird man aber Einwände gegen einen sicheren Beweis der lymphogen aufsteigenden Infektion erheben können, die auf Grund der bisher angewandten Versuchsanordnung leider auch nicht voll und ganz zu entkräften sind. Solche Einwände werden erst dann hinfällig, wenn die lymphogene Ausbreitung sinnfällig faßbar gemacht wird. Ich ging nun von der Überlegung aus, daß eine lymphogen aufsteigende Infektion in der Ureterwand, wenn es sich tatsächlich um eine solche handelt, auch abzustoppen sein muß. Dies mußte dann gelingen, wenn die Lymphbahnen an irgendeiner Stelle der Ureterwand verschlossen oder verödet werden konnten. Nun ist ja bekannt, daß durch den Schmelzschnitt kleine blutende Gefäße verschlossen werden können. Von dieser Tatsache ausgehend, versuchte ich in der folgenden Versuchsreihe durch Verschorfung die Lymphbahnen der Harnleiterwand zu blockieren. Dabei dachte ich zunächst nur an die Möglichkeit, einen feingeweblichen Unterschied zu finden. Tatsächlich war aber schon der Obduktionsbefund überzeugend, wie wir unten sehen werden.

4. Versuchsreihe: 6 Tiere; Tötung nach 2—4 Tagen.

Versuchsziel: Erzeugung einer Harnleiterwandinfektion — Abstoppung derselben durch Zerstörung des Wandlymphnetzes.

Operation: Wie in den Vorversuchen, werden nach übersichtlicher Freilegung beide Harnleiter aus ihrer Umgebung mit dem Paquelin gelöst. Um einen Ureter wird dann ein Verschorfungsring angelegt. (Diese Maßnahme war schon etwas schwierig, und wer einige Erfahrungen über Ureterchirurgie besitzt, wird sich nicht wundern, wenn ich berichten muß, daß bei den ersten Versuchen dieser Art plötzlich die Ureterwand durchtrennt und die Lichtung eröffnet war, so daß der Versuch hinfällig wurde. Ein regelrechter Verschorfungsring war überhaupt schwierig anzubringen; man gewann den Eindruck, daß an dieser Stelle die Wand doch bedrohlich geschädigt wurde. Nach einiger Erfahrung legte ich deshalb eine spiralige Verschorfungsfurche um die Harnleiterwand. Nach einiger Übung konnte man schon sagen, wann die ganze Wand, ohne das Epithel zu schädigen, so weit verändert war, daß das Lymphnetz unterbrochen sein mußte. Dies war dann der Fall, wenn eine etwas abgesetzte, gräulichweiße Furche zurückblieb.)

Die Verschorfung wird im oberen Drittel auf der einen Seite vorgenommen. Unweit der Blase wird dann an beiden Harnleitern die Infektion gesetzt. Die Infektionsstelle wird wieder mit einem Netzlappen gedeckt.

Dreimal wird, wie bei einem Teil der Vorversuche, ein mit Kot bestrichener Catgutfaden in eine kreisrunde Harnleiterwunde gelegt. Zweimal spritzte ich ein älteres Gemisch von Staphylokokken und Streptokokken (frische Kulturen erwiesen sich als ungeeignet, weil sie oft schwere ausgedehnte Entzündungen mit sepsisartigem Verlauf hervorriefen), einmal wurde frischer Absceßeiter verwendet.

Verlauf: Ein Tier erholt sich nach der Operation nicht mehr, sondern bietet am zweiten Tag ein schweres Krankheitsbild. Es sind deutliche Anzeichen einer Peritonitis vorhanden; das Tier geht vom zweiten auf den dritten Tag ein. Die übrigen Tiere zeigen in ihrem Verhalten keinen wesentlichen Unterschied im Vergleich zu den Vorversuchen. Im allgemeinen machen sie am zweiten Tag einen geweckteren Eindruck. Vom dritten auf den vierten Tag wird das Allgemeinbefinden gedrückter (Abnahme der Freßlust, zunehmende Durstigkeit). Die Harnentleerung bleibt in jedem Falle nach der äußeren Beobachtung ungestört im Gange.

Obduktionsbefund: Einmal besteht eine allgemeine Peritonitis (Absceßeiterinjektion, Versuchsdauer 2 Tage). Beide Harnleiter zeigen immer eine erhebliche Atonie mit ausgeprägt aufsteigender Entzündung in der ganzen Wand. Am infizierten, nicht verschorften Harnleiter reicht die entzündliche Schwellung (dreimal Phlegmone) bis ins Nierenbecken, am anderen genau bis zur Verschorfungs-

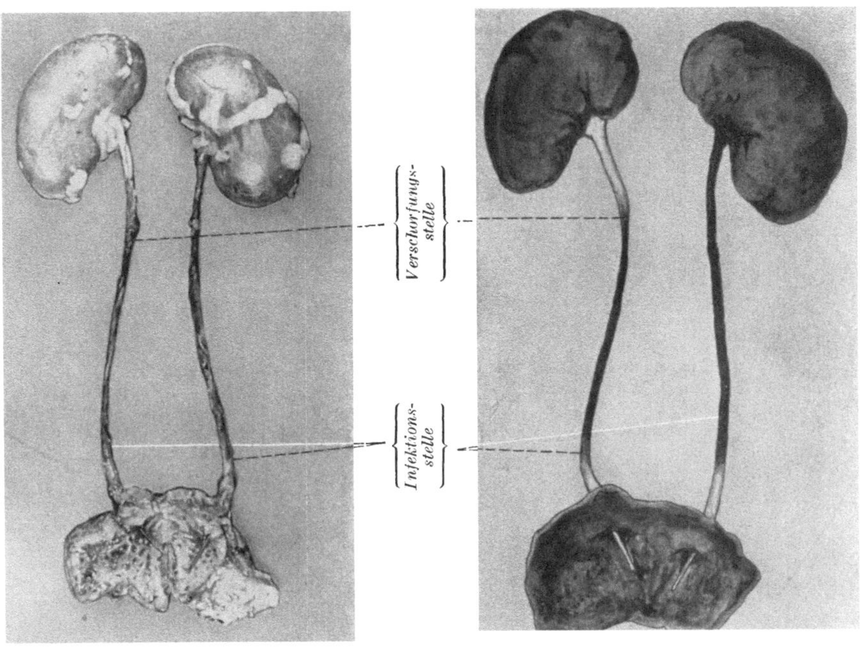

Abb. 8a. Infektion beider Harnleiter knapp oberhalb der Blase, durchgehende Phlegmone rechts, Abstoppung der Phlegmone durch Verschorfung links, blasenwärtiger Abschnitt blaß (nicht entzündet).

Abb. 8b. Zeichnung zur Erläuterung des Lichtbildes 8a.

stelle. Hier hört das ganz auffallend entzündliche Ödem immer scharf abgesetzt auf. Dieser Befund ist ganz sinnfällig ausgeprägt. Nach der Infektion mit frischem Absceßeiter (Einspritzung unmittelbar am Harnleiteransatz der Blase) entsteht eine äußerst heftige Infektion mit massiver Harnleiterphlegmone, die aber scharf an der verschorften Stelle abgesetzt ist. Ebenfalls tritt eine stärkere Phlegmone auf bei einem Fall mit Staphylokokken-Streptokokkengemisch. Die Harnleiterwand ist ganz erheblich dunkelgrün verfärbt, die Phlegmone zeigt aber an der verschorften Stelle wieder den scharfen Stop (Abb. 8—10). Auch bei den beiden übrigen Fällen sind diese Erscheinungen trotz schwächerer Entzündung ganz deutlich. Auffallend ist gerade bei diesen Befunden, daß sich die Phlegmone von der Infektionsstelle aus nie blasenwärts ausdehnt.

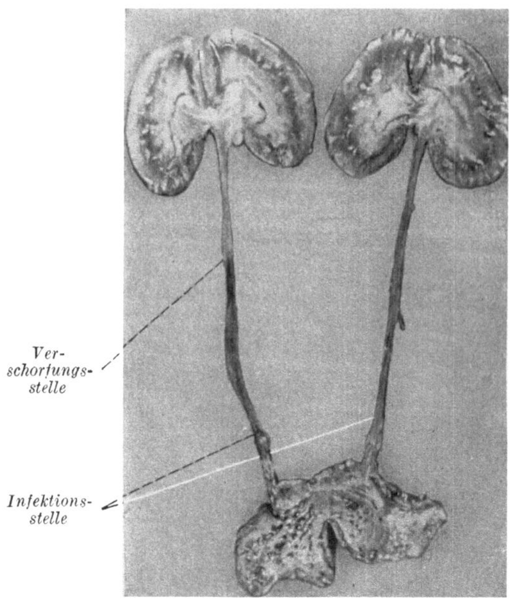

Abb. 9a. Harnleiter und Nieren des Präparates 8a aufgeschnitten.

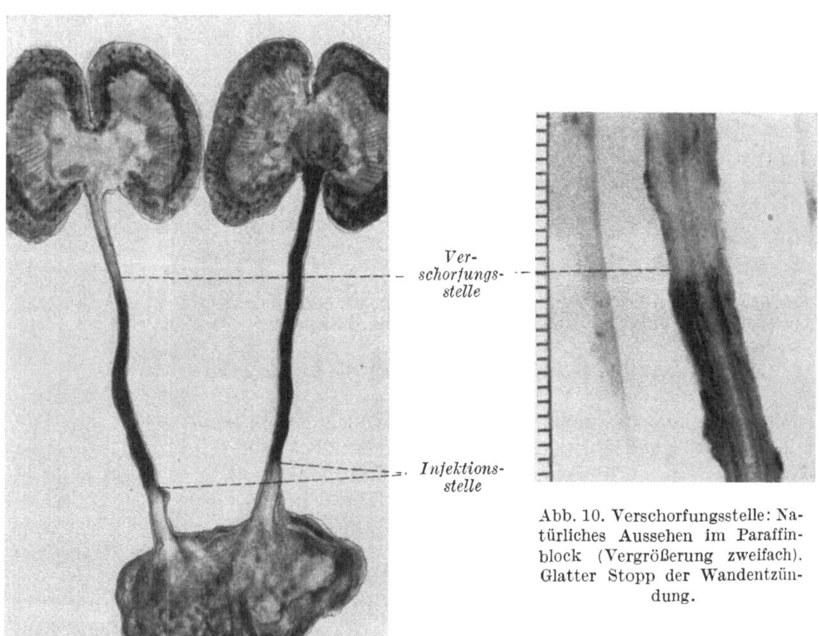

Abb. 9b. Zeichnung zur Erläuterung des Lichtbildes 9a.

Abb. 10. Verschorfungsstelle: Natürliches Aussehen im Paraffinblock (Vergrößerung zweifach). Glatter Stopp der Wandentzündung.

Bei Eröffnung der Harnblase zeigt sich die Harnentleerung im Gange. Allerdings erfolgt die Harnabsonderung aus den Blasenmündungen nicht ausgeprägt stoßweise, sondern mehr in zusammenhängendem schwachem Fluß. Regelrechte, wenn auch schwache Peristaltikwellen, die nur blasenwärts laufen, können bei leichtem Schlag auf den Ureter beiderseits beobachtet werden. Sie sind auf der verschorften Seite nur ganz schwach angedeutet und laufen auf beiden Seiten nicht einwandfrei über die Infektionsstelle hinweg. Der dabei zu beobachtende Harnstrahl durch die Harnleitermündungen ist auch entsprechend schwach. Mit einem vollkommen weichen Ureterkatheter gelangt man ohne die geringste Schwierigkeit in jedem Fall an der Infektions- und Verschorfungsstelle vorbei mühelos bis ins Nierenbecken.

Feingeweblicher Befund: Auf dem feingeweblichen Bild des Blaseneingangs (längs zum Harnleiter geschnitten) zeigt sich beiderseits am wenigsten der Intramuralteil befallen. Selbst bei unmittelbarer Infektion knapp oberhalb desselben finden sich hier nur verhältnismäßig spärliche Rundzellenansammlungen, während die anschließende Ureter- und Blasenwand deutlichere submuköse Infiltrate zeigen. Insgesamt ist aber die Entzündung im unteren Harnleiterabschnitt sehr mäßig. Oberhalb der Infektionsstelle dagegen sind die feingeweblichen Entzündungserscheinungen, insbesondere der Submucosa äußerst stark ausgeprägt.

An der Infektionsstelle selbst ist nach dem feingeweblichen Schnitt das Epithel in drei Fällen sicher vollkommen unversehrt. An der Verschorfungsstelle wird nie ein Epithelschaden festgestellt. Die Rundzellensäule auf dem Längsschnitt der Harnleiterwand erfährt hier einen deutlichen Abschluß. Oberhalb des Verschorfungsringes beobachtet man wieder nur ab und zu ganz schwache Infiltrate, die sich aber in der Hauptsache auf die Adventitia beschränken. Im Nierenbecken der verschorften Seite beobachteten wir dreimal eine starke Peripyelitis fast in derselben Ausprägung wie auf der Vergleichsseite (Eiterinfektion, Peritonitis, retroperitoneale Lymphangitis). In den übrigen Fällen sind aber Nierenbeckenveränderungen auf der verschorften Seite kaum angedeutet vorhanden. In zwei Fällen fehlt jede Entzündung im Nierenbecken der verschorften Seite bei deutlicher Ausprägung der Rundzellendurchsetzung auf der Vergleichsseite. Insbesondere sind die Kelchnischeninfiltrate auf der verschorften Seite durchweg nicht ausgeprägt, und es fehlt auch der deutlichere Rundzellenstreifen an der Markrindengrenze. Dagegen ist aber manchmal eine stärkere Infiltration der äußersten Rindenbezirke wahrzunehmen.

Auf der nicht verschorften Seite sind die Entzündungserscheinungen bis ins Nierenbecken- und Nierengewebe ausgeprägt wie in den Vorversuchen.

Zusammenfassung: Durch Verödung des Lymphgefäßnetzes der Harnleiterwand gelang es, die aufsteigende Infektion zu stoppen.

Verschiedentlich drängte sich in die Reihe der Vorversuche der Gedanke auf, daß der Grad der Nierenbecken- und Nierenentzündung auch abhängig ist von der Lage der Infektionsstelle am Ureter. Ich hatte bei meinem bisherigen Vorgehen diesem Gesichtspunkt von vornherein nicht bewußt eine besondere Aufmerksamkeit geschenkt. Bei Bewertung des immerhin ganz ansehnlichen Versuchsgutes nach jeder Richtung stellte ich jedoch fest, daß die Infektion in den oberen Harnwegen um so heftiger ablief, je höher die Infektionsstelle am Ureter lag. Aus diesem Grunde unterzog ich auch diese Frage einer genaueren Prüfung.

5. Versuchsreihe: 4 Tiere; Tötung nach 4—10 Tagen.

Versuchsziel: Erzeugung einer beiderseitigen Ureterwandinfektion in verschiedener Höhe mit gleichen Infektionsgaben — Beobachtung der beiderseitigen Infektionswirkung auf Nierenbecken und Niere.

Operation: Nach übersichtlicher Freilegung der Blase und des Harnleiters wird in jedem Fall die Harnleiterwand beiderseits infiziert. Zu diesem Zweck wird zweimal eine 5 Tage alte Colikultur und zweimal ein 5 Tage altes Gemisch ($^1/_4$ ccm) von Staphylokokken und Coli in die Wand gespritzt — wir erwähnten schon oben, daß mit älteren Entzündungserregern schönere Ergebnisse erzielt werden können. Bei diesem Vorgehen konnten wir die Tiere 4—10 Tage leben lassen, ohne daß sehr bedrohliche Erscheinungen aufgetreten sind. Diese Infektionsart dürfte auch, was die Heftigkeit der Entzündung angeht, den Verhältnissen der vom Darm ausgehenden Infektion bei den Harnleiterverpflanzungen am nähesten kommen.

Bei jedem Versuch werden also in jede Harnleiterwand dieselbe Menge und dieselbe Art der Infektionslösung gespritzt. Zweimal werden die beiden Harnleiter, wie schon in einem Teil der Vorversuche geübt, fast bis zum Nierenbecken mit dem Paquelin aus ihrem Lager gelöst. In dieser Versuchsreihe wird vor allem deshalb das Einspritzungsverfahren gewählt, weil nur damit sicher gewährleistet ist, daß auf jeder Seite die gleiche Menge an Infektionsmasse verabfolgt wird.

Bei den vier Versuchen wird, die Infektionsstelle betreffend, folgendermaßen vorgegangen.

Einmal Einspritzung von $^1/_4$ ccm Colibrühe: rechts im oberen Drittel, links im unteren Drittel in der Harnleiterwand; Tötung nach 4 Tagen.

Beim zweiten Versuch Einspritzung von $^1/_4$ ccm Colibrühe rechts unmittelbar am unteren Harnleiterende, links 4 cm höher. Tötung nach 7 Tagen. In diesem Fall Auslösung des rechten Harnleiters mit dem Paquelin.

Bei zwei weiteren Versuchen Einspritzung von $^1/_4$ ccm Staphylokokken-Coligemisch rechts oberhalb der Mitte, links 1 cm aufwärts vom unteren Harnleiterende. Eines dieser beiden Tiere, bei dem auch der rechte Harnleiter ausgelöst wurde, wird nach 6 Tagen getötet, das andere nach 10 Tagen.

Verlauf: Wie in den Vorversuchen benehmen sich die Tiere vom zweiten Tag an verhältnismäßig munter. Die Harnentleerung auf natürlichem Weg geht äußerlich ohne wesentliche Störung vonstatten. Vom fünften Tag an zeigen die beiden Tiere, bei denen die Auslösung eines Harnleiters vorgenommen worden ist, ein etwas gedrücktes Allgemeinbefinden. Bei den anderen beiden Hunden bleibt der Allgemeinzustand bis zur Tötung befriedigend (befriedigende Freßlust). Ein zunehmendes Durstigkeitsgefühl fällt bei allen Versuchen etwa vom dritten Tag ab auf.

Obduktionsbefund: Bei Freilegung der Blasen-, Harnleiter und Nieren kann man in jedem Fall einwandfrei erkennen, daß die Infektion von der Infektionstelle nur nierenwärts steigt. Die Harnleiterwand zeigt immer nur oberhalb der Infektionsstelle ein deutliches Ödem. Eine verstärkte Atonie fällt insbesondere bei den ausgelösten Harnleitern auf.

Nach Eröffnung der Harnblase wird in keinem Fall eine wesentliche Schleimhautentzündung festgestellt. Die Harnentleerung erfolgt nicht eindrucksvoll stoßweise, sondern an beiden Harnleitermündungen erkennt man einen langsamen Harnabfluß.

Bei Reizung der Harnleiter (leichter Schlag) läuft auf beiden Seiten eine deutliche Peristaltikwelle ab, die aber an der Infektionsstelle eine Schwächung erfährt. Wird der Reiz im Falle höher angreifender Infektion unterhalb der Infektionsstelle gesetzt, so läuft die Peristaltikwelle mit regelrechter Stärke bis zur Blase hin ab. Dies ist bei der eröffneten Blase auch deutlich an einem ausgestoßenen Harnstrahl erkenntlich.

Nach Entnahme des Blasen-Harnleiter-Nierenpräparates gelangt man von den Harnleitermündungen aus mit einem weichen Katheter widerstandslos bis zum Nierenbecken. Die Schleimhaut der aufgeschnittenen Harnleiter zeigt von der Infektionsstelle aufwärts bis zum Nierenbecken eine leichte Trübung, die bei vorgenommener Auslösung deutlicher ist. Die Schleimhaut unterhalb der Infektionsstelle zur Blase hin erweist sich in jedem Fall nicht wesentlich verändert. Sie ist zart und blaß.

In einem Fall (Infektion mit Staphylokokken-Coligemisch) kann man schon äußerlich deutlich sehen, daß an dem Harnleiter, an dem die Infektion oberhalb der Mitte gesetzt wurde, die aufsteigende Wandentzündung stärker ist als auf der anderen Seite (Infektion am unteren Harnleiterende). Man beobachtet nämlich auf der höher infizierten Seite ein auffallend stärkeres Wandödem.

Feingeweblicher Befund: Das feingewebliche Bild ist in drei Fällen ganz eindrucksvoll. Die Schnittpräparate des Harnleiters unterhalb der Infektionsstelle zeigen, wie in den Vorversuchen. immer ganz geringe Erscheinungen. Die Submucosa des Intramuralteils ist kaum entzündet. Längsschnitte durch die Infektionsstelle selbst zeigen beiderseits durchweg gleich heftige Rundzelleninfiltrate in der Ureterwand. Das Epithel ist teilweise geschädigt, und zwar so, daß dies nicht sicher nur durch mechanische Schädigung als Folge erschwerter Herausziehung des Ureterkatheters erklärt werden kann. Der Schaden kann vielmehr schon vor der Präparatentnahme im Verlaufe der Entzündung entstanden sein. In diesem Sinne spricht die auffallende Lockerung des Zellverbandes. Aus beiden Harnleitern werden nun oberhalb der Infektionsstelle Schnitte in mehreren Abständen bis zum Nierenbecken entnommen. Die vergleichende feingewebliche Untersuchung gleicher Höhenabschnitte an beiden Harnleitern ergibt in jedem Falle eindeutig eine stärkere Entzündung auf der Seite, wo die Infektion in der Harnleiterwand höher gesetzt worden war. Auch im Nierenbecken des höher infizierten Harnleiters sind die Entzündungserscheinungen ganz entschieden ausgeprägter als auf der anderen Seite. Ferner sind auch die Rundzellenansammlungen um die Gefäße der Markrindengrenze auf der Seite des höher infizierten Ureters stärker ausgeprägt. Die Entzündung des subkapsulären Rindengebietes zeigt keine großen Unterschiede. Besonders stark ist auf der Seite des höher infizierten Harnleiters im Nierenbecken die Entzündung ausgegeprägt im Falle drei, wo die Infektion im oberen Drittel vorgenommen wurde und das Tier 10 Tage am Leben blieb. Die Vergleichsseite (Infektion am Harnleiterende) zeigt sowohl in der Harnleiterwand als im Nierenbecken und in der Niere wenig Entzündung.

Zusammenfassung: Bei Angriff der Infektion in verschiedenen Höhenabschnitten der Harnleiterwand zeigte sich, daß die Wirkung auf die Niere um so heftiger ist, je höher die Infektionsstelle liegt.

Wenn wir bisher den Ablauf der aufsteigenden Nierenbecken- und Nierenerkrankung bei Angriff der Infektion an der Harnleiterwand geprüft hatten, so schien es angebracht, auch den Verlauf der Dinge bei Infektion der Harnblasenwand genauer ins Auge zu fassen, zumal sich zeigte, daß die verschiedene Höhe der Infektionsstelle am Harnleiter für die Heftigkeit der Niereninfektion von Bedeutung ist. Diesem Zwecke dienen die folgenden Versuche.

6. Versuchsreihe: 7 Tiere; Tötung nach 3—14 Tagen.

Versuchsziel: Erzeugung einer Blasenwandinfektion — Beobachtung des Wirkungsgrades der aufsteigenden Infektion im Vergleich zur Harnleiterwandinfektion.

Operation: Die Harnblase und Harnleiter werden durch einen genügenden Schnitt im Unterbauch freigelegt. Die Harnblase wird durch Punktion entleert, so daß der ganze Blasenumfang kleiner, die Blasenwand aber dicker wird. So kann es bei einiger Vorsicht nicht vorkommen, daß die Blasenwand bei der Einspritzung durchstochen und die Infektionslösung in den Blasenhohlraum gespritzt wird.

Zweimal werden 4 ccm einer frischen Kotaufschwemmung intramural in die Blasenwand gespritzt. Bei einem weiteren Fall Injektion einer 6 Tage alten Streptokokken- und Staphylokokkenmischung (3 ccm). Die Einspritzung wird immer in der Hinterwand der Blase zwischen die Harnleiteransätze vorgenommen, so daß sich die keimhaltige Flüssigkeit in der Hauptsache um die Harnleitermündungen verteilt. Bei diesen drei Versuchen wird nach einfacher Einspritzung und zweimaliger Verschorfung des rechten Harnleiters im oberen Drittel die Bauchhöhle wieder geschlossen, ohne daß weitere Maßnahmen an den Harnleitern vorgenommen werden.

Bei vier weiteren Fällen wird der rechte Harnleiter vor der Blasenwandinfektion mit dem Paquelin aus seinem Lager fast bis zum Nierenbecken ausgelöst und in einem Fall im oberen Drittel verschorft. Zweimal wird eine Mischung von Staphylokokken und Coli (3 ccm) in die hintere Blasenwand gespritzt, einmal 7 ccm Kotaufschwemmung, einmal 4 ccm frischer Absceßeiter.

Verlauf: Ein Tier erholt sich nach der Operation nicht mehr richtig, sondern geht am zweiten Tag ein (Infektion mit 4 ccm frischem Absceßeiter). Ein zweites erholt sich ebenfalls nicht, sondern zeigt am dritten Tag einen schweren Allgemeinzustand, so daß mit dem Verenden zu rechnen ist. Es wird deshalb am dritten Tag getötet (Einspritzung von 7 ccm frischer Kotaufschwemmung).

Die übrigen Tiere erholen sich nach der Operation verhältnismäßig gut und zeigen vom zweiten Tag ab ein munteres Benehmen. Im allgemeinen wird vom dritten auf den vierten Tag ab eine zunehmende Durstigkeit beobachtet, wobei aber die Freßlust befriedigend ist. Sie werden in Abständen von 5—14 Tagen getötet.

Obduktionsbefund: In einem Fall besteht eine beginnende Peritonitis (Absceßeiterinfektion). Dieser Fall und das Tier, bei dem 7 ccm Kotaufschwemmung gespritzt worden sind, zeigen eine schwere Blasen- und beiderseitige Harnleiterphlegmone bis zum Nierenbecken. Die Entzündungserscheinungen sind insbesondere am ausgelösten Ureter sehr heftig. In einem dieser beiden Fälle, an dem eine Verschorfung des ausgelösten Harnleiters im oberen Drittel vorgenommen worden ist, ist die Phlegmone an der Verschorfungsstelle einwandfrei aufgehalten. Die Harnblase ist teilweise mit Harn gefüllt. Nach Eröffnung derselben zeigt sich die Schleimhaut äußerst stark entzündlich geschwollen und weist einmal einen erbsengroßen Epithelschaden auf. Aus den Harnleitermündungen fließt nur spärlich Harn. Bei Reizung der Harnleiter durch leichten Schlag läuft eine ganz schwache Peristaltikwelle ab, wobei ein deutlicher Harnstoß aus den Harnleitermündungen nicht mit Sicherheit wahrzunehmen ist.

Bei den übrigen 5 Tieren beobachtet man nach Beseitigung der Eingeweide in jedem Fall deutliche Verklebungen um die Blasenwand. Die Harnleiter sind in allen Fällen nicht sonderlich entzündlich verändert. Am ehesten fällt ein entzündliches Ödem am ausgelösten Harnleiter auf, ist aber nicht sehr ausgeprägt. Nach Eröffnung der Harnblase, die meist zur Hälfte mit Harn gefüllt ist, zeigt sich die Schleimhaut erheblich entzündlich gerötet. Die Entleerung durch die Harnleitermündungen erfolgt bei genauer Betrachtung auch ohne besondere Reizung des Harnleiters noch in allen diesen 5 Fällen leicht stoßweise. Bei Reizung der Harnleiter läuft eine ziemlich kräftige Peristaltikwelle bis zum Harnleiterende ab. Auf der ausgelösten Seite ist diese Welle deutlich schwächer. Da die Entzündungserscheinungen in der Harnleiterwand in den 5 Fällen verhältnismäßig schwach ausgeprägt sind, ist im Falle der Verschorfung äußerlich nicht immer ein deutliches Stehenbleiben der Entzündung festzustellen.

Nach Herausnahme des Blasen-Harnleiter-Nierenpräparates gelangt man mit dem Harnleiterkatheter von den Harnleiteröffnungen der Blase aus ohne den geringsten Widerstand bis zum Nierenbecken. An den aufgeschnittenen Harnleitern sieht man bei den beiden ersten Fällen (Phlegmone) eine erhebliche trübe Schwellung der Schleimhaut. Bei den übrigen 4 Tieren bestehen in diesem Sinne keine sehr wesentlichen Veränderungen, nur am ausgelösten Harnleiter ist eine matte trübe Tönung festzustellen. Die Nierenbeckenschleimhaut ist immer, insbesondere auf der verschorften Seite, regelrecht zart und blaß.

Feingeweblicher Befund: Die Schnitte durch die Blasenwand zeigen in beiden Fällen mit phlegmonösem Verlauf eine schwere eitrige Durchsetzung in der ganzen Wand. Die ausgedehnten Rundzellenansammlungen der Blase stehen durch einen dünnen. aber zusammenhängenden Streifen, der durch die Submucosa des Intramuralteils geht, wieder mit einem breiteren Streifen der Harnleiterwand in Zusammenhang. Außerdem setzen sich die Rundzelleninfiltrate von den äußeren Blasenschichten auf die Adventitia des Harnleiters fort.

Auch bei den übrigen fünf Fällen, bei denen nach dem makroskopischen Befund eine wesentliche Fortleitung der Entzündung über den Harnleiter zur Niere nicht stattgefunden hat, beobachtet man auf den Blasenwandschnitten eine verhältnismäßig mächtige Rundzellendurchtränkung. Teilweise ist es in der Submucosa auch zu absceßähnlichen Herden gekommen, so daß die Epithelschicht abgehoben und der Zellverband weitgehend gelockert ist. Auffallend ist aber der fast regelmäßige Abschluß der starken Blasenwandrundzelleninfiltrate am Übergang zum Intramuralteil. Nur ein schmaler Rundzellensaum zwischen Muscularis und Epithelverband des Intramuralteils verbindet in drei Fällen die mächtigen Infiltrate der Blasenwand mit den wieder deutlicher entwickelten Rundzellensäulen der Harnleiterwand. In zwei Fällen fehlen bei erheblicher Blasenwandentzündung auf den histologischen Schnitten auch diese schwachen Entzündungserscheinungen im Intramuralteil fast ganz, während die Harnleiterwand wieder etwas stärkere Herde von Rundzellen aufweist. In zwei Fällen beobachtet man, daß unmittelbar am Intramuralteil anschließend erst nur die Adventitia und Muscularis des Harnleiters befallen ist, erst weiter nierenwärts findet man wieder stärkere Submucosa-Rundzellenherde. Im ganzen Harnleiterverlauf sind aber doch durchweg die Entzündungserscheinungen im Vergleich zu den erheblichen Rundzellendurchsetzungen der Blase auffallend schwach. Nur in den zwei Fällen von schwerer Blasenphlegmone findet sich auch eine sehr starke Harnleiterdurchtränkung mit ausgeprägten Infiltraten im Nierenbeckengewebe (wie Abb. 3 und 4). Der Epithelverband des Harnleiters ist immer vollkommen unversehrt.

Das Nierenbecken- und das Nierengewebe zeigen abgesehen von den beiden phlegmonösen Fällen durchweg nur geringe Entzündungserscheinungen. Bei Verschorfung der Harnleiterwand ist das entsprechende Nierenbecken- und Nierengewebe in einem Fall (Phlegmone) nur schwach, in zwei weiteren Fällen gar nicht wesentlich von Rundzellenansammlungen durchsetzt. Die Markrindengrenze ist in diesen letzten beiden Fällen gar nicht betont entzündet.

Eine hervorstechend stärkere Entzündung im subkapsulären Rindengebiet, wie wir sie bei dem größten Teil der vorhergehenden Versuche sahen, ist nur in dem Falle der Blasenharnleiterphlegmone deutlich.

Zusammenfassung: Bei Infektion der *Blasenwand* ist auch bei verhältnismäßig starken Infektionsgaben der Ablauf und die Wirkung der aufsteigenden Infektion wesentlich schwächer als bei der *Harnleiterwandinfektion.*

Beurteilung der gesamten Versuchsergebnisse.

Die auf einheitlicher Grundlage, aber unter verschiedenen Abänderungen durchgeführten Versuche dürften schon einen Hinweis geben, daß es nicht primär gelang, das regelmäßige Auftreten und die Bedeutung der lymphogen aufsteigenden Niereninfektion von den unteren Harnwegen aus in der Ureterwand gegen jeden Widerspruch außer Zweifel zu stellen. Es muß hervorgehoben werden, daß eine einfache, etwa nur auf das grob anatomisch in gewissem Sinne bildlich vorgestellte Blasen-Harnleiter-Nierenpräparat abzielende Beschreibung des Infektionsgeschehens keinen Anspruch auf vollkommene Erläuterung und unbestechliche Darstellung erheben kann. Die Vielgestaltigkeit des gesamten Entzündungsbildes (z. B. Befallensein der nicht infizierten Seite) erschwrte anfänglich die Beurteilung sehr. Schließlich konnte aber doch der geeignete Weg zur eindeutigen Beweisführung gefunden werden.

Es lag ja zunächst nahe, eine Wandinfektion im Harnleiter bzw. in der Blase zu setzen, wobei eine Eröffnung der Lichtung mit Sicherheit vermieden werden mußte, um das Aufsteigen der Erreger auf dem Harnwege auszuschließen. Von diesen Überlegungen ausgehend, verlagerte ich in der ersten Versuchsreihe beide Harnleiter nach *Reimers* in die Darmlichtung (Abb. 1) und eröffnete an einer Schlinge durch Ringelung der Wand das Lymphgefäßnetz. Nach den Befundergebnissen des Ringelungsverfahrens scheint es tatsächlich wesentlich zu sein, daß die Erreger unmittelbar in das Lymphgebiet der Harnleiterwand gebracht werden. Eine Infektion der oberflächlichen Harnleiterwandschicht ist nicht von solcher Wirkung wie die Infektion des größten Wandquerschnittes. Dafür sprechen eindeutig die ausgeprägten, viel stärkeren Entzündungserscheinungen in der Harnleiterwand, im Nierenbeckengewebe und Niere auf der Seite der Wandverletzung, wodurch ja das Lymphgefäßgebiet der Wand breit eröffnet wurde.

Die Versuchsergebnisse gewinnen vor allem auch deswegen an Beweiskraft, weil sowohl für den verletzten als auch für den unverletzten Harnleiter die gleichen Bedingungen hinsichtlich der Infektionsgrundlage unbedingt gegeben waren. Beide Ureterschlingen wurden ja in die Darmlichtung verlagert und im Falle der Staphylokokkeninjektion in die Darmwand wurden auch beide Harnleiterteile in ihrem Darmwandbett von der gleichen Art und Menge an Erregern umspült. Wenn nun auf der Seite der unverletzten Harnleiterwand nur leichtere Entzündungserscheinungen im Harnleitergewebe und im Nierenbecken auftraten und auf der anderen Seite die aufsteigende Infektion, in gleicher Höhe und unter sonst gleichen Bedingungen gesetzt, wesentlich stärker ablief, so kann, wenn die Nichteröffnung der Harnleiterlichtung sicher ist, doch wohl zweierlei geschlossen werden:

1. Die Infektion breitet sich sicher auf dem Lymphwege der Harnleiterwand und, wenigstens bei der eingeschlagenen Versuchsanordnung, nicht auf dem Harnwege aus.

2. Die Infektionsfolgen sind um so heftiger, je inniger die Erreger in das Lymphgebiet der Harnleiterwand gebracht werden. Eine vollkommene Eröffnung des gesamten Lymphgefäßnetzes der Harnleiterwand wird also die schwerste Niereninfektion mit auch entsprechend ernsten Folgen nach sich ziehen, und das ist der Fall, wenn der Harnleiter vollkommen durchtrennt wird, wie das bei der Harnleiter-Darmverbindung geschieht.

In der Tat waren auch im feingeweblichen Bild die Entzündungserscheinungen im Nierenbecken- und Nierengewebe auf der Seite des geringelten Harnleiters stark genug, um beim längeren Bestehen ernste lebensbedrohliche Nierenstörungen befürchten zu lassen, was insbesondere dann ins Gewicht fällt, wenn beide Harnleiter gleichzeitig durchtrennt werden.

Die wiederholte Durchsicht vieler feingeweblicher Bilder zwingt zu der Überzeugung, daß die Infektion wirklich lymphogen aufgestiegen sein muß. In diesem Sinne müssen doch wohl die zusammenhängenden Rundzellenansammlungen in der Harnleiterwand bis in das Nierenbecken gewertet werden (Abb. 2—4). Der sichere Zusammenhang dieser entzündlichen Durchsetzung konnte einwandfrei durch Stufenschnitte immer festgestellt werden.

Wie *Müller* an kranken menschlichen Nieren, so beobachteten wir in unseren Versuchen in den Kelchnischen des Nierenbeckens die stärksten Infiltrate. Ferner war eine stärkere Rundzellenansammlung um die Gefäße der Markrindengrenze (Abb. 5) in jedem Fall von Harnleiterwandverletzung und ebenso ein stärkeres Hervortreten der Rundzellenansammlungen im Rindengebiet deutlich. Letztere Erscheinungen erklärt *Müller* mit der Enge der hier befindlichen Lymphgefäße und der dadurch bedingten Stauung bzw. Verlangsamung des Saftstromes. Die in fast allen Versuchen mit Deutlichkeit hervorstechende Betonung der Markrindenzone scheint ganz besonders im Sinne der lymphogen aufsteigenden Infektion zu sprechen, denn wir besitzen dafür auch eine anatomische Grundlage durch die Forschungsergebnisse von *Kumita*, der sagt: „Auf der Grenze von Mark- und Rindensubstanz senken sich die Lymphgefäße um die Blutgefäße in bogenförmig verlaufende Gefäße ein, welche sehr ungleich an Kaliber sind. Diese auf der Grenze zwischen Mark und Rinde verlaufenden, bogenförmig stark geschlängelten Gefäße gehen in Stämme über, die zwischen den Pyramiden des Markes verlaufen. Die Lymphcapillaren des Markes münden in die zwischen Mark und Rinde laufenden Bahnen ein, ziehen entlang den Vasa arcifornia und mit diesen zum Hilus."

Ein etwaiger Einwand, daß der Lymphstrom ja aus der Nierensubstanz zum Hilus führt, kann die Fortleitung der Infektion in entgegengesetzter Richtung nicht entkräften. Unter pathologischen Bedingungen läßt sich eine Umkehr des Lymphstromes und eine mannigfache Strömungsrichtung im Spiel des Säfteaustausches gut denken (*Müller*). Außerdem ist ja auch eine retrograde Verschleppung von Krebsmetastasen vom Hilus in die Niere festgestellt (*Vogel*).

Auch gerade die neuesten feineren Befunde in der ausgezeichneten Darstellung von *Kaisserling* können als Stütze für die lymphogene Ausbreitung der a.N.I. von den unteren Harnwegen aus herangezogen werden. Die Rundzellenbefunde an den Glomeruli entsprechen ganz der Auffassung, daß die Lymphcapillaren die Gefäße bis um die *Bowmann*sche Kapsel begleiten, hier aber nur wenige (nach *Kaisserling* höchstens 2) Capillaren bilden und nicht die *Bowmann*sche Kapsel als dichtes Gespinst umgeben. Eine genaue Abgrenzung oder Deutung der periglomulären Infiltrate, in dem Sinne, daß sie nur auf die Lymphgefäße beschränkt sind, war bei unserer Versuchsanordnung naturgemäß nicht ohne weiteres mit Sicherheit möglich. Auf Grund der feineren Darstellungen *Kaisserlings* sind wir aber doch in der Lage, das feingewebliche Entzündungsbild der Nieren genauer zu deuten.

Bei kurzer Versuchsdauer und nicht allzu heftigem Infektionsablauf beobachtete ich an einem Teil der *Malpighi*schen Körperchen um die *Bowmann*sche Kapsel schwache Rundzellenansammlungen, die oft nicht das ganze Körperchen umgaben. Eine starke Verdichtung dieser Entzündungsherde sah man häufiger am Gefäßpol (Abb. 6). Man kann nach diesem Befund, gestützt auf die Mitteilungen *Kaisserlings*, doch wohl schließen, daß es sich um Rundzellen in den stärkeren Lymphcapillaren am Gefäßpol und in den kleinen Capillaren um die *Bowmann*sche Kapsel handelt.

Bei längerer Versuchsdauer und stärkerem Infektionsablauf waren häufiger dichtere Entzündungsherde um die *Bowmann*sche Kapsel festzustellen, die auch zuweilen mit noch größeren Herden in der Nähe des Gefäßpols und auch mit weiter entfernteren in Verbindung standen. Öfters fiel dann auch ein hervorstechender Zellreichtum der Glomeruli auf.

Ohne die erst neue Kenntnis der feingeweblichen Anatomie der feinen Lymphgefäße in diesem Gebiet könnte man versucht sein, die periglomerulären und interglomerulären Entzündungserscheinungen auf Grund der bildlich mitgeteilten feineren Befunde *Kumitas* zu erklären. Nach seinen parenchymatösen Injektionsverfahren kam er zu der Auffassung, daß ein dichtes Lymphgefäßgeflecht die *Bowmann*sche Kapsel umgibt und von hier aus Lymphgefäße in die Glomeruli ziehen. Dafür lassen sich aber nach *Kaisserling* keine anatomischen Beweise erbringen. Vielmehr müssen die den ganzen Glomerulus umgebenden starken Rundzellenherde dann als teilweise interstitiell gelegen angesprochen werden. Was die größeren Lymphgefäße (z. B. im Bereich der Vasa arcifornia) betrifft, dürften die Angaben *Kumitas* im großen und ganzen doch zutreffen. In vollem Umfange ist aber doch die Richtigkeit seiner Ergebnisse, obwohl von *Hasse* gestützt, schon von *Aagaard* angezweifelt worden. Durch *Kaisserling* wurde nun die Auffassung *Kumitas* hinsichtlich der ersten Anfänge der Lymphcapillaren im Gebiet der *Bowmann*schen Kapsel und der Glomeruli erschüttert.

Wenn wir aber nun doch die Ansicht aussprechen, daß der im Glomerulusbereich gesehene Zellreichtum trotzdem letzten Endes eine Folge der lymphogen aufsteigenden Infektion sein kann, so steht dies mit den Befunden *Kaisserlings* keineswegs im Widerspruch. Es ist doch gut denkbar, daß die durch Zerstörung der Lymphcapillarwandung entstandenen größeren interstitiellen Infiltrate auch eine Wirkung auf die Glomerulusschlingen haben und sehr wohl geeignet sind, Entzündungserscheinungen im Glomerulusgebiet hervorzurufen. Der Zellreichtum um und in den Glomeruli ist in diesem Sinne zwanglos auf lymphogen entstandener Grundlage zu erklären.

Man könnte allerdings nun einwenden, daß die Entzündungserscheinungen im Bereich der Arteriolen, Vasa afferentia und Glomeruli doch auch hämatogenen Ursprungs sein können und wohl auch das ganze Entzündungsbild auf dieser Grundlage entstanden sein kann. Tatsächlich ist es aber bis heute ja noch nicht gelungen, mit einem einfachen Infektionsversuch eine Glomerulinephritis zu erzeugen (*Kuczynski*).

Wir haben aber noch 4 Tierversuche ausgeführt, um eine Vergleichsmöglichkeit zu besitzen. Zu diesem Zwecke spritzte ich bei 2 Hunden 10 ccm Kotaufschwemmung und bei 2 anderen Hunden 5 ccm Streptokokken-Staphylokokkengemisch in die Rückenweichteile. Diese Infektionen verliefen so schwer, daß alle Tiere am 2. bis 3. Tag eingingen. Bei der Obduktion fanden wir eine schwere ausgedehnte Weichteilphlegmone am Rücken. Die Nieren boten aber weder äußerlich wesentliche entzündliche Veränderungen, noch im feingeweblichen Bild Anzeichen für eine Glomerulinephritis, embolische Herdnephritis oder Nephrose. Dabei war die Zeit der Versuchsdauer aber doch fast dieselbe wie bei unseren Versuchen, die dem Nachweis der lymphogen aufsteigenden Infektion dienten.

Es darf somit nach all diesen Betrachtungen wohl angenommen werden, daß das Gesamtbild der Nierenentzündung als Folge der lymphogen aufsteigenden Infektion anzusehen ist. Aus der Ausbreitung der Entzündung und der dabei immer vorhandenen erheblichen Eiweißausscheidung in den Harnkanälchen (Nephrose) erhellt aber mit zwingender Eindeutigkeit das Wesen und vor allem auch die Bedeutung der lymphogen aufsteigenden Infektion.

Der alles abwägende Beobachter wird aber einwenden können, daß die Fortleitung der Infektion auf dem Harnwege bis zum Nierenbecken doch nicht sicher abgelehnt werden kann. Eine gewisse Harnabflußbehinderung war ja bei der Einbettung der Harnleiterschlinge in die Darmwand auch sicher gegeben, denn die postoperative Schwellung ist doch immerhin erheblich. Auch die Tatsache, daß äußerlich die Entleerung des Harnes verhältnismäßig ungestört auf natürlichem Wege während der Verlagerung der Ureterschlinge erfolgte, vermag ein solcher Einwand nicht restlos zu entkräften, zumal eine deutliche Erweiterung des Harnleiters unmittelbar über der Einpflanzungsstelle immer vorhanden war. Es ist ferner immerhin die Möglichkeit einer mikroskopischen kleinen Verletzung des Harnleiterepithels an der Verlagerungsstelle nicht von der Hand zu weisen, was ja dann eine Infektion der Harnsäule zur Folge haben mußte. Ein solches Ereignis kann sich schon beim Einritzen des Muskelschlauches abspielen, ohne bemerkt zu werden. Außerdem kann ein Epithelschaden auch in der ersten Zeit des Entzündungsablaufes auftreten. Tatsächlich entstand ja in 2 Fällen am Tage vor der Tötung infolge von Wandnekrosen an der Verletzungsstelle eine Harnleiterfistel. Diesem Umstand ist an sich für die aufsteigende Infektion auf dem Harnwege sicher keine wesentliche Bedeutung beizumessen, weil die Zeit entschieden zu kurz war, um die im histologischen Bild gefundenen erheblichen Veränderungen im Nierenbecken zu erklären.

Ich hielt es aber doch für notwendig, auch jede Möglichkeit der Harnaufstauung auszuschließen. Deshalb blieb nichts anderes übrig, als auf das Verlagerungsverfahren in den Darm zu verzichten und eine andere Infektionsart ausfindig zu machen.

In diesem Sinne wurden zunächst zwei verschiedene Wege beschritten (Versuchsreihe 2 und 3), die in ihrem Grundgedanken nicht wesentlich voneinander abwichen: Infektion mittels eines mit Kot bestrichenen Catgutfadens, der in die Harnleiterwunde gelegt wurde, bzw. Einspritzung von Infektionsflüssigkeit in die Harnleiterwand.

Wenn wir bei diesem Vorgehen nicht mit Entzündungserregern, die vom Hunde gewonnen wurden, arbeiteten, sondern vom Menschen stammende Infektionserreger verwendeten, könnte man einwenden, daß eine der Infektionsmasse entsprechend starke Infektion nicht immer die Folge war, weil ja nicht alle für den Menschen gefährliche Infektionserreger gleich stark tierpathogen sind. Dieser Einwand ist sicher richtig. Aber es kam mir ja nicht darauf an, die Wirkung bestimmter Erreger zu prüfen, sondern die Ausbreitung der lymphogen aufsteigenden Infektion schlechthin nachzuweisen. Äußerst heftige Infektionswirkungen waren mir gar nicht erwünscht, weil sie geeignet waren, das angestrebte Bild zu verwischen, wie das auch einige Male eintrat, besonders bei Verwendung frischer hochvirulenter Kulturen. Deswegen verwendete ich nach einiger Erfahrung mit Vorliebe ältere Erreger, und zwar am liebsten Mischlösungen, um eine gelindere Infektion zu erzielen, die für unsere Beobachtungen geeigneter waren.

Da in unseren Versuchsreihen 2 und 3 die Harnleiterwandinfektion nur einseitig vorgenommen wurde, mußte ja nun eigentlich, wenn die Annahme der lymphogenen Ausbreitung richtig ist, eine eindeutig einseitig aufsteigende Infektion erzielt und damit das Ergebnis der ersten Versuchsreihe bestätigt werden. Tatsächlich bekamen wir auch regelmäßig eine hervorstechend einseitige Pyelitis und Pyelonephritis mit den bezeichnenden Merkmalen (fortkriechender Rundzellenstreifen in der Harnleiterwand bis zum Nierenbecken, Betonung der Markrindengrenze). Ganz frei von Entzündungserscheinungen blieb allerdings die andere Seite nur selten, und zwar war dies der Fall bei verhältnismäßig gelindem Infektionsablauf (Näheres siehe unten).

Aber auch bei dieser Versuchsanordnung war trotz Ausschaltung der Stauung nicht mit ganzer Bestimmtheit jede Infektionsausbreitungsmöglichkeit auf dem Harnwege abzulehnen. Die hier angewandte Versuchsanordnung ist ja im wesentlichen die von *Carson* und ich habe oben schon ausgeführt, welche Mängel diesem Vorgehen anhaften und weshalb seine mitgeteilten Ergebnisse keine unwidersprechbare Beweiskraft besitzen. Es sei nur noch einmal kurz wiederholt: Epithelschäden an der Infektionsstelle und damit Eröffnung der Lichtung können schon bei der Operation oder in der ersten Zeit des Entzündungsablaufes möglich sein; da ferner nach unseren eingangs gemachten Ausführungen eine Antiperistaltik unter gewissen Bedingungen anerkannt werden muß, kann bei Vorliegen eines Epithelverlustes auch die Infektionsmasse ohne Stauung aufwärts befördert werden und sowohl abschnittsweise den Harnleiter als auch das Nierenbecken und die Niere infizieren. Ein solcher Einwand gewinnt an Gewicht, wenn man berücksichtigt, daß an der Infektionsstelle häufiger feingewebliche Schäden im Epithelverband beobachtet wurden. Er ist aber selbst in dem Falle nicht ganz unberechtigt, wenn auf dem Schnittbild keine Epithelverluste beobachtet wurden, weil schon mikroskopisch kleine Schäden zum Durchtritt der Infektion genügen (*Pflaumer*) und solche möglicherweise doch vorhandene Stellen im herausgegriffenen feingeweblichen Schnitt in keinem Falle mit Sicherheit erfaßt werden können.

Ein unwidersprechbar schlagender Beweis für die lymphogen aufsteigende Infektion war eben nur dann sicher erbracht, wenn dieser Ausbreitungsweg sinnfällig faßbar gemacht wurde, wenn also gezeigt werden konnte, daß die Infektion nur bis jenes Gebiet der Ureterwand fortschreitet, das leitungsfähige Lymphgefäße enthält. War also das Lymphgefäßsystem unterbrochen, so mußte auch die lymphogen aufsteigende Infektion an dieser Stelle zum Stehen gebracht werden können. Aus diesen Überlegungen heraus habe ich beide Harnleiter aus ihrem retroperitonealen Lager mit dem Paquelin gelöst, beide im unteren Drittel infiziert und an einem das Lymphgefäßsystem im oberen Drittel durch Verschorfung verödet (siehe Versuchsreihe 4). Stieg die Infektion wirklich lymphogen auf, so mußte sie durch Zerstörung des Lymphnetzes an beliebiger Stelle zu stoppen sein.

Die Verödung wurde auf eine kleine Strecke (etwa 5 mm) ausgeführt. Das machte im Anfang schon etwas Schwierigkeiten, weil man immer glaubte, möglichst tief verschorfen zu müssen, um eine vollkommene Blockade des Wandlymphgefäßnetzes nach oben zu erzielen. Die Folge war, daß anfänglich des öfteren plötzlich die Harnleiterlichtung eröffnet und der Versuch unbrauchbar war. Es war aber tatsächlich nur nötig, die Hitze ganz oberflächlich einwirken zu lassen. Man muß nur ganz leicht die Wand bestreichen, bis die Muskelschicht etwas oberflächlich weißlichgrau verfärbt aussieht. Um die Wand nicht übermäßig stark nur an eng umschriebener Stelle zu schädigen, legte ich die Verschorfungslinie nach einiger Erfahrung spiralig an.

Wie aus den Ergebnissen unserer Versuchsanordnung ersichtlich, wurde auch in der Tat die Infektion an der Verschorfungsstelle regelmäßig abgestoppt (Abb. 8—10). Diese Erscheinung war schon bei verhältnismäßig schwachem Infektionsablauf ganz sinnfällig makroskopisch zu sehen. Besonders eindrucksvoll war aber das Farbenbild bei phlegmonöser Prägung. Das Schwarzweißbild zeigt leider die Erscheinungen nicht so schön wie die Farbaufnahme. Das Lichtbild wird durch die beigefügte Handzeichnung wohl genügend erläutert.

Es kann aber nach diesen einwandfreien Ergebnissen des Verschorfungsverfahrens gar kein Zweifel bestehen, *daß die Infektion intramural auf dem Lymphweg nierenwärts fortschreitet, und zwar in der Hauptsache nur nierenwärts.*

Man sieht auf dem Schwarzweißbild untrüglich, daß der zur Blase führende Abschnitt nicht von der Phlegmone befallen worden ist, obwohl in dieser Richtung der Lymphweg offen war. Diese Tatsache scheint mir ein Ausdruck dafür zu sein, daß in dem unteren Körperabschnitt der zuführende Säftestrom eben grundsätzlich cranial gerichtet ist. Nach den eindeutigen Ergebnissen des Verschorfungsverfahrens dürfte es keinen stichhaltigen Einwand gegen das wirkliche Vorkommen und auch die Bedeutung der lymphogen aufsteigenden Infektion mehr geben. Diese ist wohl unwidersprechbar bewiesen, selbst wenn man die Möglichkeit eines Epithelschadens und damit Eröffnung der Harnleiterlichtung mit Eindringen des Infektionsstoffes in den Harnstrom in Rechnung zieht.

Würde die Infektion wirklich im Lumen des Harnleiters aufgestiegen sein, so müßte sie auch die Verschorfungsstelle überschritten haben, denn es bestand in der Lichtung nicht das geringste mechanische Hindernis. Weder war der Harnabfluß gestört (keine Harnleitererweiterung oberhalb der Infektions- oder Verschorfungsstelle), noch die geringste Schwierigkeit beim Einführen des Ureterkatheters vorhanden, die auf eine auch nur leichte Strikturerscheinung hingedeutet hätte. Ferner war der Harnleiterabschnitt unterhalb der Infektionsstelle, der sicher dauernd von etwa infiziertem Harn berieselt werden mußte, nicht entsprechend von der Infektion befallen.

Neben dem schon makroskopisch ganz sinnfälligen Bild sprechen für den lymphogenen Aufstieg nicht zuletzt ganz unzweideutig die feingeweblichen Befunde. Fehlten doch in vielen Fällen mit gelinderem Infektionsablauf im Nierenbeckengewebe und im Nierengewebe der verschorften Seite jegliche Entzündungserscheinungen fast vollkommen, während auf der Vergleichsseite die Rundzellenansammlungen in den oberen Harnwegen immer und eindeutig ausgeprägt waren.

Bei heftigem Infektionsablauf fanden sich allerdings auch auf der Seite des verschorften Harnleiters selbst bei ausgeprägtem Stopp der Phlegmone an der Verschorfungsstelle leichte Infiltrate im Peripyelon und um die Gefäße der Niere, aber doch immer viel schwächer als auf der Vergleichsseite.

Diese leichten Entzündungserscheinungen der zum verschorften Harnleiter gehörigen Niere sind auch als lymphogen fortgeleitet zu erklären, und zwar ist die Ausbreitung der Infektion sicher im retroperitonealen Lymphnetz erfolgt, weil auch trotz des schützenden Netzmantels um die Infektionsstelle eine gewisse lymphogene Streuung bei heftiger Entzündung nicht zu verhindern war. In diesem Sinne sprach die von uns festgestellte Lymphadenitis entlang der Aorta. Das Übergreifen der Infektion von einer Seite zur anderen in den Vorversuchen (von Fall zu Fall auftretende Entzündungserscheinungen im Nierenbeckengewebe der nichtinfizierten Seite) muß wohl durch Lymphgefäßquerverbindungen erklärt werden.

Dieser Befund findet durch die Lymphgefäßverbindungen der Nieren mit den Drüsen der Aorta (*Sakata*) eine anatomische Grundlage (Abb. 11a u. b). In diesem Zusammenhang muß deshalb betont darauf hingewiesen werden, daß das Gesamtbild der lymphogen aufsteigenden Infektion in vielen Fällen unserer Versuche nicht restlos durch ausschließliche Fortleitung in der Harnleiterwand zu erklären ist. Vielmehr ist gerade bei unserer Versuchsanordnung ganz sinnfällig erwiesen, daß bei der aufsteigenden Nierenbecken- und Niereninfektion auch der Lymphweg entlang den großen Blutgefäßen eine gewisse Bedeutung hat. Allerdings kam dies nur bei heftigem Infektionsablauf sinnfällig zum Ausdruck.

Die manchmal stärkere Rundzellenansammlung im äußeren Rindengebiet, die bei heftigem Infektionsablauf auch auf der nichtinfizierten Seite zum Ausdruck kam, kann vielleicht durch Fortleitung der Infektion über das retroperitoneale Lymphnetz durch die Nierenkapsel bis zum Rindenparenchym erklärt werden. Nach den Untersuchungsergebnissen *Kumitas* dringen gerade bei Hunden von der Capsula fibrosa aus Lymphgefäße in das Rindenparenchym ein. Dieser Feststellung, welche zu früheren Untersuchungen von *Dogiel* im Gegensatz steht, ist meines Wissens nicht widersprochen worden. Man könnte schließlich auch an eine gewisse Verlangsamung des Lymphstromes in den engen Lymphcapillaren des Rindengebietes als Ursache denken (*Müller*).

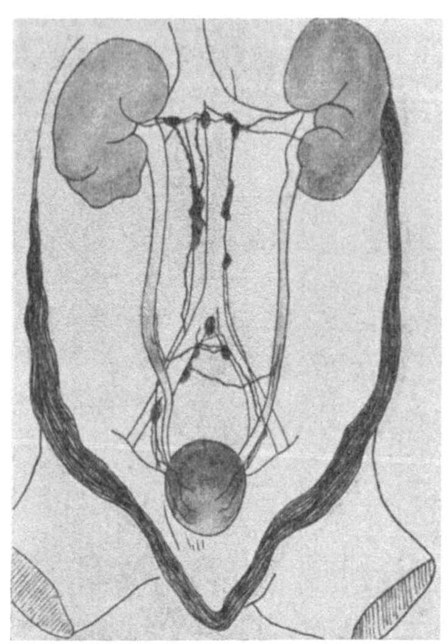

a

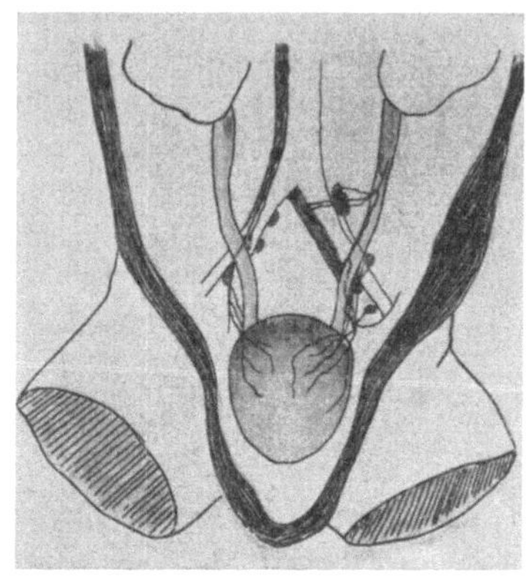

b

Abb. 11a und b. Lymphgefäßverbindung zwischen Blase, Harnleiter und Niere nach *Sakata* (deutliche Querverbindungen erkenntlich).

Nicht ohne weiteres ist die ab und zu im Rahmen der Rindenbetonung noch zusätzlich stärker hervorstechende Rundzellendurchsetzung im oberen Nierenpol zu erklären. *Dogiel* (1883) stellte wohl fest, daß in der Nierenkapsel die Lymphgefäße gegen die beiden Pole der Niere hinstreben. Er meint aber damit die Lymphgefäße der Fettkapsel und hat im Gegensatz zu *Kumita* in der tiefer liegenden Capsula fibrosa keine Lymphgefäße gefunden. Immerhin wäre es ja im Hinblick auf die Befunde *Kumitas* denkbar, daß doch eine Verdichtung des Lymphnetzes an den Nierenpolen vorliegt. Es ist wohl auch die Annahme nicht ganz unberechtigt, daß am oberen Nierenpol das Lymphgebiet der Harngebilde eine gewisse Abgrenzung besitzt, wenn auch Lymphgefäßverbindungen zwischen Niere und Nebenniere gefunden wurden (*Kumita*). Möglicherweise besteht aber doch gerade bei Entzündungsvorgängen, wenn man noch an eine gewisse teilweise Umkehr des Lymphstromes denkt (*Müller*), am oberen Ende des Nierenlymphgebietes auch eine gewisse Stauung oder Verlangsamung der Strömung, wodurch auch eine stärkere Ausprägung der Entzündung verständlich wird. Eine ganz sichere anatomische Grundlage für diesen Befund, der, wie wir unten noch sehen werden, gerade bei chronischer Entzündung zum Ausdruck kommt, besitzen wir allerdings meines Wissens nicht. Höchstens könnte die Abbildung *Sakatas* darauf hinweisen, daß in der oberen Nierenhälfte der größte Lymphreichtum besteht, denn die zu den Aortendrüsen führende Lymphgefäßverbindung beginnt deutlich etwas oberhalb des Nierenhilus (Abb. 11a).

Das Offenkundigwerden der auch außerhalb der Harnleiterwand aufsteigenden Infektion schließlich beruht wohl zum großen Teil auf unserer Versuchsanordnung (Infektion von außen, starke Infektionsgaben mit entsprechend heftigem Infektionsablauf, wie das bei regelrechter Infektion der unteren Harnwege im biologischen Geschehen nicht die Regel ist). Mit Sicherheit steigt aber die nierenschädigende Infektion in der Hauptsache in den Lymphbahnen der Harnleiterwand auf. Wenn *Sakata* von den Lymphgefäßverbindungen der unteren Harnwege mit der Niere spricht und dabei den Ausdruck „per ureterem“ und „per glandulas“ gebraucht, so muß nach unseren Ergebnissen dem ersteren Weg die ausschlaggebende Bedeutung zugesprochen werden. Die zusätzliche Infektionswirkung vom retroperitonealen Lymphnetz aus ist nur durch Abzweigung vom großen Lymphabflußgebiet zu erklären und ist bei üblichem Infektionsablauf sowohl bei Erkrankung der unteren Harnwege als auch beim Infektionsgeschehen im Falle der Harnleiterdarmverbindung wohl nicht von wesentlicher Bedeutung, denn wir sahen diese Art der Infektionsfortleitung nur bei starker Ausbreitung in der Umgebung der Infektionsstelle, wogegen sie bei gelinderem Infektionsablauf (wo die Erscheinungen aber heftig genug waren, um erhebliche Nephrosen zu erzeugen und ernste Störungen befürchten zu lassen) nicht in Erscheinung trat. Das teilweise deutliche Offenkundigwerden der retroperitoneal aufsteigenden Infektion liegt also, wie schon gesagt, wohl in unserer Versuchsanordnung begründet.

Man sieht aber aus diesen Verwicklungen, daß es nicht gerade leicht ist, aus nur wenigen Versuchen die Tatsache der lymphogen aufsteigenden Infektion in der Harnleiterwand mit Sicherheit abzulesen. Manche Versuche ließen im Stich. Es war nötig, eine größere Zahl von Versuchen und diese nach verschiedenen Verfahren durchzuführen, um ein abgerundetes Bild zu bekommen. Insgesamt wurden etwa 1500 feingewebliche Schnitte durchgesehen. So glatte, fast schematisierte Ergebnisse wie *Carson* kann ich aber nicht mitteilen, obwohl ich an größeren Tieren arbeitete, bei denen das Vorgehen leichter und die Ergebnisse auch sicherer sein mußten. Seiner Ansicht stimme ich, wie schon gesagt, zu, seine Versuche sind aber mit Mängeln behaftet, welche die Beweiskraft erschüttern (siehe oben).

Nach den überzeugenden Ergebnissen des Verschorfungsverfahrens sowohl hinsichtlich des makroskopischen als auch des feingeweblichen Befundes habe ich auf weitere Untersuchungen des Nierenbeckenharnes im Kulturverfahren, wie ich das ursprünglich bei einem Teil der Untersuchungen durchführte, verzichtet. Diese Prüfung des Nierenbeckenharnes ist auch gar nicht so wichtig, denn weder spricht ein positives Ergebnis eindeutig für (*Müller*), noch ein negatives bestimmt gegen eine sichere Keimverschleppung durch den Harnstrom. Die Begründung ist, daß einerseits die Infektion von den Lymphgefäßen aus durch stellenweise Zerstörung der Kanälchenwand in die Lichtung derselben und damit in das Nierenbecken gelangen kann (unilaterale Arrosion, wie von *Müller* beschrieben und auch in meinen Versuchen festgestellt) und andererseits auch bei infizierten Harnwegen nicht jede Impfprobe keimhaltig sein muß, wenn keine ausgesprochene Stauung vorliegt.

Besondere Erwähnung verdient im Rahmen unserer Beobachtungen auch die in verschiedenen Stärken beobachtete Harnleiteratonie. Dieser Zustand war immer nur am infizierten Harnleiter ausgeprägt. Am stärksten war jedoch diese Erscheinung, wenn der Harnleiter zugleich aus seinem Lager gelöst worden war. Man könnte daran denken, daß infolge Abtrennung vom zentralsympathischen System dieser Tonusschaden zustande kommt. Diesbezügliche Untersuchungen (*Enderlen*, *Stierlein*, *Verriotis*) sprechen aber nicht in diesem Sinne. Ganz besonders zeigen die eingehenden Forschungen *Andlers*, daß der Harnleiter selbst gegen eine ausgiebige nervöse Enthülsung weitgehend unempfindlich ist. Nach seinen Ergebnissen muß man nicht nur den Harnleiter enthülsen, sondern darüber hinaus eine gründliche Entnervung des Nierenbeckens und des Nierenstieles vornehmen, wenn man eine wirkliche Atonie erreichen will. So ausgiebig war aber bei unserem Vorgehen die Entnervung bestimmt niemals. Tatsächlich beobachteten wir übrigens auch keine wesentliche Atonie, wenn der eine Harnleiter nur ausgelöst, aber nicht infiziert wurde.

Infolgedessen muß die verstärkte Atonie, die bei hohen Graden sehr wohl zur Funktionsuntüchtigkeit der Harnleiterwand führen und den weiteren Verlauf wesentlich ungünstiger gestalten kann, als Folge der Wandinfektion angesehen werden. Es ist ja übrigens auch nachgewiesen, daß Staphylokokken- und Coli-Toxinwirkung die Peristaltik stören kann (*Primbs*). Ob diese Störung eine unmittelbare Folge der Entzündung ist oder durch primäre Schädigung des autonomen Geflechtes zustande kommt, ist eine andere Frage. Mit hoher Wahrscheinlichkeit ist es eine unmittelbare Entzündungsfolge, denn es kommt jedenfalls nicht zu einem Dauerschaden des sympathischen Geflechtes, sondern die Atonie bildet sich bei Ausheilung der Entzündung zurück (*Schmidt*). Bei langer Entzündungsdauer bildet sich allerdings eine anhaltende Ausweitung des Harnleiters infolge Wucherung des Bindegewebes auf Kosten der Muskulatur. Dies kann so weit gehen, daß die Muskelanteile größtenteils durch Bindegewebe ersetzt werden (*Karaffa-Korbut*).

Die stärkere Ausprägung der Atonie im Falle der Harnleiterauslösung bei gleichzeitiger Infektion steht mit dieser Erklärung nicht im Widerspruch, sondern sie ist auch ein Ausdruck für die heftigere Infektionswirkung. Diese ist aber deshalb stärker, weil beim Auslösungsverfahren der Abfluß des Lymphstromes weitgehend blockiert wird und so die Entzündung in der Hauptsache auf die Harnleiterwand beschränkt bleibt. Die lymphogen aufsteigende Infektion hat nicht, wie *Cabot* meint, eine Blockade der abführenden Lymphbahnen zur Voraussetzung, aber die Blockade ist insofern von wesentlicher Bedeutung, als sie die Heftigkeit der Infektionswirkung in der Harnleiterwand steigert und damit auch eine erheblich stärkere Niereninfektion nach sich zieht.

Weiterhin ist die Stärke der a.N.I. noch abhängig von der Höhe der Infektionsstelle in der Harnleiterwand. In diesem Sinne sprechen die Ergebnisse der Versuchsreihe 5 ganz unzweideutig. Je höher die Infektion in der Harnleiterwand angreift, desto ausgeprägter ist auf dem feingeweblichen Bild die aufsteigende Pyelitis und Pyelonephritis. Ein Abstand von 3—4 cm spielt da schon eine deutliche Rolle. Die Infektion wurde dabei an beiden Seiten mit gleichartigen und gleich großen Infektionsgaben gesetzt, so daß das Ergebnis der vergleichenden Untersuchungen wohl schon stichhaltig ist.

Nach dieser letzten Erfahrung mußte es naheliegen, daß die Infektion an der tiefsten Stelle, also in der Blasenwand, am wenigsten zum Nierenschaden führen würde. Die Versuchsreihe Nr. 6 bestätigt auch diese Vermutung. Infektionsgaben von 3—4 ccm Kotaufschwemmung (in Kochsalz) bedeuten sicher für die Blasenwand einen ebenso gewaltigen Infektionsstoß wie ein mit Kot bestrichener Catgutfaden oder 0,3 ccm Infektionslösung für die Harnleiterwand. Ich habe, was auch ins Gewicht fällt, die Infektionslösung immer in ein kleines Feld um die Harnleiteransätze gespritzt. Zweimal nur erlebte ich eine heftige Infektionsausbreitung, und zwar handelte es sich einmal um eine starke Infektion mit 7 ccm frischem Kot, der von einem Colitiskranken stammte, und das andere Mal waren 4 ccm frischen dicken Absceßeiters gespritzt worden. In diesen beiden Versuchen entwickelte sich eine schwere Blasen- und auch eine beiderseitige Harnleiterphlegmone (insbesondere bei der Eiterinfektion).

Durchweg wurde aber die Blasenwandinfektion von den Hunden gut vertragen. Die Tiere benahmen sich nicht wie bei der Harnleiterwandinfektion am 3. bis 4. Tag kränker, sondern blieben, nachdem sie sich vom Operationsschock erholt hatten, verhältnismäßig munter. Besonders ein Hund zeigte ganz beispielhaft eindeutig die verhältnismäßig hohe Widerstandsfähigkeit gegen eine Blasenwandinfektion. Diesem Hund spritzte ich in erster Sitzung 2 ccm einer 3 Tage alten Colikultur in die Hinterwand der Blase um die Harnleiteransätze. Es vergingen 10 Tage, und das Tier blieb munter. Durch einen neuen Schnitt eröffnete ich dann nochmals die Bauchhöhle zur Freilegung der Harnblase und spritzte abermals 3 ccm einer 5 Tage alten Coli-Staphylokokkenbrühe in den Blasenscheitel (die Hinterwand war schlecht anzugehen, weil ziemliche Verklebungen mit den Eingeweiden bestanden). Das Tier erholte sich innerhalb kurzer Zeit wieder und blieb auch weitere 8 Tage wohlauf (gute Freßlust, Munterkeit), bis ich mich entschloß, es zu töten. Bei der Prüfung des Befundes zeigten sich ziemlich pericystische Verwachsungen und nur leichte beiderseitige Ureteratonie, viel schwächer als bei der Harnleiterwandinfektion. Die Peristaltik war auf einen schwachen Reiz hin immer verhältnismäßig kräftig.

Es bestand aber in allen Fällen eine erhebliche Cystitis, die sowohl in der makroskopisch starken Rötung und Schwellung der Schleimhaut als auch im feingeweblichen Bild mit aller Eindeutigkeit zum Ausdruck kam. Im feingeweblichen Bild beobachtete man immer auch, wenn makroskopisch keine ausgesprochene Phlegmone bestand, eine erhebliche Blasenwandentzündung, teilweise subepitheliale Absceßbildung.

Auffallend war, daß Harnleiter und Nierenbecken im Vergleich zu den Blasenwandveränderungen durchweg verhältnismäßig wenig Entzündungserscheinungen aufwiesen. Nach meinen Beobachtungen scheint die Infektionsausbreitung am Übergang von der Blase zum Intramuralteil gebremst zu werden. Schon bei der Harnleiterwandinfektion war es einigermaßen auffällig, daß die an sich schon schwache, aber doch wahrnehmbare absteigende Rundzellendurchtränkung in der Harnleiterwand bei Beginn des Intramuralteiles ziemlich deutlich begrenzt abnahm, zuweilen einen vollkommenen Stopp erkennen ließ. Eindrucksvoll war aber in umgekehrter Richtung bei der Blasenwandinfektion diese Erscheinung. Man beobachtete auf schönen Schnitten einwandfrei die deutliche Absetzung der breiten Rundzellendurchsetzung der Blasenwand gegenüber dem kaum entzündeten Intramuralteil. Dieser Befund scheint mit ein Ausdruck für die vollkommene anatomische Selbständigkeit und Abgrenzung des Intramuralteiles gegenüber der Blase zu sein, wie es *Disse* so eindrucksvoll dargelegt hat. Man wird durch die histologischen Befunde der Rundzellenzone förmlich auf die histologisch-anatomische Abgrenzung des Intramuralteiles hingewiesen.

Wird die Infektion dennoch auf den Harnleiter weitergeleitet, so beobachtet man stärkere Erscheinungen erst etwas oberhalb des Intramuralteiles, und jene sind zunächst mehr auf die Adventitia beschränkt. Diese Beobachtung stimmt auch überein mit den anatomischen Forschungsergebnissen von *Sakata*, der äußere Lymphgefäßverbindungen zwischen Blasenwand und unterem Ureterdrittel darstellte (Abb. 11b). In der Submucosa des Intramuralteiles, die *Waldeyer* für einen Lymphraum hält, ist es andererseits bis heute noch nicht gelungen, Lymphgefäße darzustellen. Auch *Bauereißen*, der zeigen konnte, daß in der Submucosa der ganzen Harnleiterwand ein reichlich ausgebildetes Lymphgefäßnetz vorhanden ist, vermochte kein Lymphgefäß im Intramuralteil nachzuweisen. Es ist wohl nicht anzunehmen, daß diese Gefäße hier vollkommen fehlen, denn ein schwacher Rundzellensaum war doch hin und wieder vorhanden. Sie sind aber zum mindesten sicher recht spärlich und besitzen keine sehr innige Verbindung mit denen der Blase.

Die Weiterleitung bzw. der Abtransport der Entzündungsprodukte der Blase erfolgt demnach mit ziemlicher Sicherheit über die reichlichen Lymphgefäßverbindungen zu den iliacalen Drüsen. Ein in dieser Richtung gut ausgebildetes Verbindungsnetz kennen wir aus den Untersuchungsergebnissen von *Cervantes.*

Die Armut des Intramuralteiles an Lymphgefäßen einerseits und die breite Abflußmöglichkeit zu den hypogastrischen Drüsen andererseits sind also wohl der tiefere Grund dafür, daß eine in der Blasenwand sich abspielende Entzündung nicht gleich mit besonderer Heftigkeit nierenwärts geleitet wird. Die anscheinend vorhandene Schranke im Intramuralteil kann aber doch bei ausgesprochen heftigen Blasenentzündungen durchbrochen werden, wie unsere zwei starken Phlegmonefälle beweisen. Eine erhebliche, den Nieren sicher zusetzende aufsteigende Infektion wird auch dann angenommen werden müssen, wenn eine schwächere Blasenwandentzündung über lange Zeit besteht, weil doch eine gewisse Fortleitung sicher vorhanden ist und außerdem auch mit krankhaften Lymphgefäßneubildungen gerechnet werden muß. Im akuten Beginn ist jedoch eine Blasenwandentzündung, wenn sie keine ausgesprochene Heftigkeit besitzt, den Nieren sicher weniger gefährlich als eine primär höher gelegene Harnleiterwandinfektion. Erstere ist eher mit dem Leben vereinbar, sie wird sicher viel leichter überstanden.

Zusammenfassung der bisherigen Versuchsergebnisse.

Bei der a.N.I. aus den unteren Harnwegen wird mit ganzer Sicherheit der Lymphweg benutzt. Dies wird schlagend durch das Verschorfungsverfahren bewiesen, denn es gelingt damit einwandfrei, das Lymphgefäßnetz der Harnleiterwand zu unterbrechen und so das Fortschreiten der Infektion zu stoppen.

Die oberen Harnwege, Nierenbecken und Nieren werden um so stärker von der Infektion befallen, je höher am Harnleiter die Infektion gesetzt wird.

Am wenigsten werden die oberen Harnwege in Mitleidenschaft gezogen, wenn die Infektion in der Blasenwand angreift. Um eine histologisch faßbare Entzündung am Nieren- und Nierenbeckengewebe zu bekommen, muß schon eine ziemlich heftige Infektion der Blase mit starken Infektionsgaben gesetzt werden. Leichtere Infektionsstöße machen fast keine akuten klinischen Erscheinungen und führen auch trotz erheblicher Blasenwandentzündung kaum zu nennenswerten histo-pathologischen Veränderungen im Nierenbecken und Niere.

Ich bin weit entfernt, zu behaupten, daß in jedem Falle einer Cystitis die oberen Harnwege nur und ausschließlich auf dem Lymphweg befallen werden. Sicher wird unter bestimmten Bedingungen die Infektion auch in der Lichtung des Harnleiters bei gleichlaufender lymphogener Ausbreitung erfolgen können. Dies sind aber meist fortgeschrittene Fälle (Stauung). Im zeitlichen Ablauf steht jedoch die lymphogen aufsteigende Infektion sicher an erster Stelle und besitzt auch sicher eine größere Bedeutung. Durch unmittelbare Infektionswirkung schädigt sie zuerst die Harnleiterwand und Niere. Sie schafft bestimmte Voraussetzungen für eine Harnabflußstörung (Harnleiteratonie, bindegewebiger Ersatz der Muskulatur), wodurch dann erst wohl zum größten Teil im Anschluß an die lymphogene Infektion auch die Verschleppung der Keime durch die Harnleiterlichtung (Stauung) Wirklichkeit wird.

Die oben knapp herausgeschälten Ergebnisse erschienen sehr wohl geeignet, hinsichtlich der künstlichen Harnableitung in den Darm wertvolle Hinweise zur Eindämmung der a.N.I. zu geben.

Es erscheint zunächst verlockend, in Anlehnung an das einwandfreie Ergebnis des Verschorfungsverfahrens dasselbe zum Aufhalten der Infektion zu benutzen. So erfreulich dieses Ergebnis hinsichtlich der schlagenden Beweisführung für die lymphogen aufsteigende Infektion ist, man kommt, wenn man an die therapeutische Auswertung herangehen will, in eine Sackgasse. Wenn auch das Aufhalten der Infektion in der Harnleiterwand glückt und wir keine Verengerung des Harnleiters als unmittelbare Folge der Verschorfung gesehen haben, so muß doch zugegeben werden, daß das durch Hitze geschädigte Gewebe der empfindlichen Harnleiterwand mit einer gewissen Narbenbildung antworten muß, die an der Verschorfungsstelle durch Abstoppung der Entzündung noch eine Verstärkung erfährt. Eine Stenose ist also zu befürchten und sehr wahrscheinlich, so daß der therapeutische Wert des Verschorfungsverfahrens zunächst nicht hoch anzuschlagen ist. Für den Ungeübten ist die Ausführung des Verfahrens auch sehr schwierig, weil es schwer ist, genügend zu verschorfen, aber auch nicht zu weit zu gehen. Der Harnleiter ist dabei sehr gefährdet. Wir hatten ja auch anfangs einige Mißerfolge (Eröffnung der Harnleiterlichtung), die uns allerdings nach einiger Erfahrung nicht mehr unterliefen.

Es wäre denkbar, daß eine Verödung des Lymphgefäßsystems der Harnleiterwand mit einem anderen Verfahren, z. B. mit einer leichtätzenden Lösung, mit Nutzen angewendet werden könnte. Diese Frage muß zunächst offen bleiben. Jedenfalls müssen aber, bevor man ein solches Vorgehen ausfindig machen und etwa empfehlen will, verschiedene Gesichtspunkte genauestens erwogen und überprüft werden. Eine solche Lösung dürfte schließlich nur auf die Lymphwege verödend wirken, ohne einen besonderen Wandschaden zu setzen. Dabei müßte aber auch sorgfältig überlegt und geprüft werden, ob nicht doch noch eine Gefährdung des empfindlichen Harnleiters im Sinne einer Stenose besteht. Außerdem ist auch im Falle einer Infektionsabstoppung mit einer schwereren Schädigung des Harnleiterabschnittes zu rechnen, auf den die Infektion beschränkt bleibt. Der Säfteabfluß ist ja abgeriegelt und infolgedessen wird die ganze Wucht der Infektion auf den betroffenen Harnleiterabschnitt wirken, so daß gegebenenfalls die Befürchtung einer vernichtenden Nekrose berechtigt sein kann. Wir sahen ja bei unseren Versuchen gerade beim Verschorfungsverfahren die schwersten örtlichen Phlegmonen auftreten. Die Abstoppung der Infektion in der Harnleiterwand bedeutet außerdem auch keinen vollkommenen sicheren Schutz für die Niere. Es wäre auch viel zu mechanisch gedacht, wollte man das erwarten, denn der Ureter steht doch in Verbindung mit dem retroperitonealen Lymphnetz und dieses mit der Niere, so daß eine etwaige Verschorfungsstelle umgangen werden und so trotzdem eine Niereninfektion, wenn auch in geringerem Grade, erfolgen kann, was wir ja auch feststellen mußten.

Operationstechnische Erwägungen zur Eindämmung der aufsteigenden Niereninfektion bei der Harnwege-Darm-Verbindung.

Eigene Versuche mit gestielter Blasenverpflanzung.

Beobachtung der chronisch verlaufenden Infektion.

Wenn also das Aufhalten der a.N.I. in der Harnleiterwand hinsichtlich der Therapie zunächst kaum durchführbar erschien, so mußte es naheliegen, die Tatsache, daß selbst schwere Blasenwandinfektionen zu ungleich geringerer Nierenbeteiligung führten als Harnleiterinfektionen, auszunutzen: d. h. nach den Ergebnissen unserer Infektionsversuche konnte im Hinblick auf die Harnwege-Darmverbindung erwartet werden, daß die Verpflanzung von Harnblasenanteilen geeignet sein dürfte, die aufsteigende Infektionsgefahr auf ein Mindestmaß zu beschränken. Es ist ja schließlich auch kein Grund vorhanden, warum die Verhältnisse beim Menschen grundsätzlich anders liegen sollten. Die älteren Bearbeiter dieser Frage der Harnwege-Darmverbindung hielten außerdem die Übertragung der Blasenschleimhaut mit den natürlichen Harnleitermündungen für einen großen Vorteil. Man hatte die Vorstellung, dank der natürlichen Schlußfähigkeit der Öffnungen der a.N.I. eher Herr zu werden, weil hier anscheinend der keimhaltige Darminhalt nicht in dem Maße in die Harnleiterlichtung eindringen kann wie im Falle der Harnleiterverpflanzung, wobei der offene wunde Harnleiterstumpf in die Darmlichtung zu liegen kommt.

Im Hinblick auf diese Überlegungen und in Anbetracht unserer Infektionsergebnisse wird sofort der Gedanke auftauchen, man müsse eben womöglich bescheiden auf das schon länger geübte *Maydl*sche Verfahren zurückgreifen. In einer anderen Arbeit (*Reimers-Hart*) haben wir auf bestimmte Mängel dieses Verfahrens hingewiesen. Angeregt durch die Beobachtung eines Präparates, an dem 15 Jahre nach gelungener *Maydl*scher Operation eine hochgradige Stenose mit fast vollkommener Harnverhaltung bestand, wurde daran gedacht, daß es sich um eine Harnleiteratrophie auf der Grundlage von Ernährungsstörungen handeln könne. Diese Vermutung war um so mehr begründet, als bei der Operation nach *Maydl* die A. vesicalis sicher durchtrennt wird. Tatsächlich berichtet ja auch *Peterson*, daß er bei nach *Maydl* operierten Hunden 12mal eine Lappennekrose erlebte; er erklärt dieses Ereignis auch mit der Unterbindung der A. vesicalis.

Geleitet von dem Gedanken, daß die auf Grund von Ernährungsstörungen bedingte Stenose mit einer Aufstauung der gesamten Harnmenge in vielen Fällen beim *Maydl*schen Verfahren das Grundübel für schlechte Dauerergebnisse sein könnte, habe ich, einer Anregung von *Reimers* folgend, die gestielte Blasenverpflanzung (mit Erhaltung der A. vesicalis) durchgeführt. Das Ergebnis eines gelungenen Hundeversuches ist in der obenerwähnten Arbeit beschrieben. Bezüglich näherer Einzelheiten sei auf die betreffende Mitteilung verwiesen.

Nach den Schrifttumsangaben schneidet ja nun das *Maydl*sche Verfahren auch hinsichtlich der Todesfälle der a.N.I. keineswegs besser ab als die Harnleiterverpflanzungen. In den großen Zusammenstellungen von *Jelinek* und *Enderlen*, der sich auf Angaben von *Grasser, Daneel, Zesas, Wrede, Rollof, Jelinek* und eigene Erfahrungen stützt, bewegt sich der Anteil an Todesfällen infolge der a.N.I. zwischen 25 und 30%.

Um der Niereninfektion entgegenzuwirken, wurden eine ganze Menge Abänderungsverfahren der *Maydl*schen Operation, welche die Übertragung der Harnleiterschleimhaut mit den natürlichen Ostien zum Grundsatz haben, angegeben.

Moynihan löste bei Blasenektopie die ganze vorhandene Blasenwand heraus und verpflanzte sie auch im ganzen in das Rectum. Die Ergebnisse waren nicht besser als bei dem *Maydl*schen Verfahren. Während sich *Moynihan* durch Übertragung eines möglichst großen Blasenanteiles mit den natürlichen Ostien gewisse Vorteile versprach, gingen Andere gerade von gegenteiligen Vorstellungen aus. *Graubner* nähte beide Harnleitermündungen gesondert mit einer Schleimhautrosette in die Darmwand. Er verband damit wohl den Gedanken, daß eben nur die Übertragungen der natürlichen Mündungen von Bedeutung sei. Ähnlich handelte auch *Drucbert*. Seine Tiere starben alle zwischen dem 2. und 92. Tag an Peritonitis und a.N.I.

Die Erfolge mit der Operation nach *Bergenhem* (1894) waren besser. (Das Verfahren wurde in Amerika unter dem Namen *Peters* verbreitet und teilweise auch in das deutsche Schrifttum unter diesem Namen übernommen. Dies aber zu Unrecht, denn *Peters* hat das Verfahren erst 1898 wieder angegeben). Das Vorgehen *Bergenhems* kann man als Einziehverfahren bezeichnen [Durchziehverfahren würde verwirren, denn mit dieser Namensgebung ist die Operation nach *Simon* (1851), auf die später (1862) *Holms* zurückgegriffen hat, belegt; danach werden die vorher abgeschnittenen Harnleiter an einer großen Nadel befestigt und schlingenförmig durch die Harnleiterwand durchgezogen, also eine Harnleiterverpflanzung ohne natürliche Mündung vorgenommen]. Er (*Bergenhem*) löste die Harnleiter mit Schleimhautrosette heraus und zog sie mit Harnleiterkatheter versehen mit einer Kornzange durch zwei gesonderte Öffnungen in die Darmlichtung. Auf jede Naht wurde verzichtet. Nach Mitteilung von *Enderlen* hatte *Schermann* bei zehn nach diesem Verfahren operierten Kranken nur einen Todesfall; nähere Einzelheiten sind aber nicht angegeben.

Andere Verfahren strebten die a.N.I. durch teilweise Ausschaltung des aufnehmenden Darmstückes aus der unmittelbaren Berührung mit der Kotsäule zu verhindern oder wenigstens auf ein Mindestmaß zu beschränken.

In diesem Sinne bildete *Borelius* aus einem Flexuranteil eine Schlinge und legte in dieser Schlingelwurzel eine Anastomose für den Kotdurchtritt an. Auf dem Scheitel der Schlinge verpflanzte er das Trigonum. Er verband damit die Vorstellung, daß die nebengeschaltete Schlinge in der Hauptsache nur einen Harnempfänger darstellt und deswegen die Harnleitermündungen weitgehend gegen die Kotinfektion geschützt sind.

Müller erschien diese Schlingenbildung nicht genügend. Er durchtrennte deshalb das Sigma und pflanzte das orale Ende seitlich in den analen Darmstumpf (End zu Seit) ein. Damit entstand am afterständigen Darmstück ein blinder, ausgeschalteter, oraler Stumpf. Auf diesen wurde das Trigonum gepflanzt. Außerdem wurde der blinde, von der Kotsäule ausgeschaltete Darmschenkel an die vordere Bauchwand angeheftet. Die Erfolge mit diesem Verfahren waren nach den Versuchsergebnissen von *Enderlen* und *Walbaum* nicht ermutigend. Auch der Versuch von *Berg* durch Zwischenschaltung einer aus dem Dünndarmverband ausgeschalteten Schlinge zwischen dem verpflanzten Harnblasenanteil und dem Sigma erfüllte nicht die gehegten Erwartungen hinsichtlich der Eindämmung der a.N.I.

Man sieht aus diesem kurzen Überblick, daß weder die *Maydl*sche Operation noch ihre verschiedenen Abarten, so sinnreich oft deren Ausführungen auch waren, geeignet erschienen, die a.N.I. wesentlich einzudämmen. Das Zusammentreffen der verpflanzten Harnblasenstücke mit keimhaltigem Darminhalt konnte ja auch in keinem Falle verhindert werden und damit schien man auch der a.N.I. nicht Herr werden zu können.

Nach eigenen trüben Erfahrungen im Tierversuch verwarf deshalb *Janchontow* die *Maydl*sche Operation und forderte zur Ableitung des Harnes einen gesonderten, von der Kotberührung vollkommen ausgeschalteten Behälter.

Etwa in dem Sinne versuchte *Trendelenburg* das Problem auf einfachstem Wege zu lösen. Er strebte nach einem Zustand, der weitgehend regelrechte anatomische Verhältnisse nachahmt; nach weitmöglichster Auslösung der ekstrophierten Blasenwand vernähte er bei Blasenspalten die Spaltenränder, bildete also eine regelrechte, wenn auch verkleinerte, geschlossene Harnblase. Durch Zusammenpressen des knöchernen Beckenringes nach Lockerung im Kreuzdarmbeingelenk wurde ein weitgehender Schluß der Symphysenspalte angestrebt, um die Verschließung der Harnblasenspaltenränder zu erleichtern. Dasselbe versuchten *Berg*, *Koch* und *Kocher* durch Brechen der Darmbeine zu erzielen. Das Fassungsvermögen der so gebildeten Blase erwies sich aber als zu gering, das Haltevermögen war unbefriedigend und die Neigung zur Steinbildung groß, so daß sogar verschiedentlich wieder das Anlegen einer Blasenfistel nötig wurde.

Subbotin strebte sehr sinnreich einen größeren Blasenhohlraum mit schlußfähigen Ausgangsschließmuskeln an. Zu diesem Zwecke löste er nach Anlegen einer Blasen-Mastdarmfistel das vordere Drittel der Rectumwand, welches die Fistel in sich schloß, aus und bildete durch Vernähen der Schnittränder aus diesem Darmteil ein Stück Nebenblase, während die Blasenspalte nach genügender Hebung der Ränder geschlossen wurde. Der ausgeschaltete zum Schlauch umgebildete Darmteil wurde dann vor dem After innerhalb des Schließmuskelringes als künstliche Harnröhre eingefügt. Die Operation, die eine Resektion des Steißbeines und zweimalige Eröffnung des Mastdarmes erfordert, ist eingreifend und schwierig. Sie hat sich wenig Freunde erworben, zumal auch die Steinbildung kaum ausbleiben konnte.

Einen ähnlichen Weg schlug *Gersuny* ein. Mit *Subbotin* hat er gemeinsam, daß der zur Harnblase bzw. Harnröhre umgestaltete Darmteil auch innerhalb des Afterschließmuskels liegt. Die Harnröhrenöffnung ist dabei der ganze vordere natürliche After. Der Harnbehälter wurde so gebildet, daß das Rectum am Übergang zum Sigma abgetrennt und auf den Rectumstumpf das Trigonum nach *Maydl* eingepflanzt wurde. Das offene Sigmaende wurde dann hinter dem natürlichen Anus (jetzt Harnröhrenöffnung) ebenfalls innerhalb des Schließmuskelringes gelagert. *Küttner* hatte angeblich mit diesem Verfahren Erfolg. Die Operation ist aber immerhin sehr eingreifend, außerdem ist das heruntergezogene Sigmaende in seiner Ernährung gefährdet (*Enderlen, Ewald, Muskatello*).

Soweit wir das Schrifttum überblicken, sind alle Verfahren, welche die Bildung einer künstlichen Blase mit vollkommener Trennung des Harnbehälters von der Kotmasse anstreben, mit zwei schwerwiegenden Mißständen behaftet: Die Operation ist meist sehr verwickelt und schwierig und außerdem besteht nach Fertigstellung einer geschlossenen Blase mit vom Darm getrennter Mündung immer eine ausgesprochene Neigung zur Steinbildung, die zuweilen so hohe Grade erreicht, daß die ganze Blase verkrustet und oft wieder eine Blasenfistel nötig wird. Damit ist aber verständlicherweise nicht viel gewonnen und steht jedenfalls der Erfolg in keinem Verhältnis zu den langwierigen Bemühungen und Gefahren, die ein solches Vorgehen in sich birgt.

Die Mehrzahl der Chirurgen des In- und Auslandes zogen es in den letzten Jahrzehnten denn auch vor, sich mit der Harnableitung in den Enddarm zu begnügen. Es würde den Rahmen dieser Arbeit weit überschreiten, wollten wir hinsichtlich der Harnleiter-Darmverbindung auf die mannigfachen technischen Einzelheiten eingehen, die zur Eindämmung der a.N.I. empfohlen worden sind. Diese Frage ist ja auch schon von *Reimers* eingehend erörtert. Hier sei nur kurz erwähnt, daß nach den eingehenden und begründeten Darlegungen von *Reimers* alle möglichen Verlagerungsmaßnahmen am Harnleiterstumpf, welche die Verhinderung der aufsteigenden Infektion zum Ziel haben sollten, durchweg auf Grund allzu mechanischer Überlegungen ohne genügende Kenntnis und Berücksichtigung des biologischen Geschehens angegeben worden sind.

Im Hinblick auf die *Maydl*sche Operation erschien es zwar biologisch zunächst richtig, wenn die älteren Forscher glaubten, daß mit der Verpflanzung der natürlichen Harnleitermündungen dank der ihnen eigenen Verschlußkraft dem Eindringen keimhaltigen Darminhaltes in der Darmlichtung wirksam begegnet wird. Es gelang aber tatsächlich mit dem *Maydl*schen Verfahren trotzdem nicht, die a.N.I. vollkommen zu verhindern oder auch nur auf ein befriedigendes Mindestmaß zu beschränken. Man glaubte deshalb weiterhin die unmittelbare Berührung der Mündungen mit der Kotsäule müsse vermieden werden. So entstanden die verschiedenen, teilweise verwickelten Abänderungen der *Maydl*schen Operation (*Borelius*, *Müller* u. a.), die aber hinsichtlich des Nierenschadens auch keine besseren Ergebnisse zeitigten, so daß man sich schließlich wieder mit dem einfacheren Verfahren begnügte.

Bei allen Überlegungen hat man aber in Unkenntnis der tieferen biologischen Vorgänge anscheinend übersehen, daß sich an der Einpflanzungsstelle im Gebiet der Wunde Entzündungsvorgänge abspielen und von hier aus die Infektion mehr auf anderen Bahnen als in der Harnleiterlichtung gegen den Harnstrom nierenwärts geleitet werden konnte. Das sind die Lymphwege der Harnleiterwand und deren Umgebung.

Es konnte durch unsere Versuche gezeigt werden, daß die Infektion aus den unteren Harnwegen sicher in erster Linie auf dem Lymphweg aufsteigt, die Heftigkeit der Niereninfektion zur Höhe der Infektionsstelle sozusagen in unmittelbarem Verhältnis steht und ferner durch die Blockade des Lymphabflußgebietes gesteigert wird. Betrachten wir unter diesem Gesichtspunkt die *Maydl*sche Operation, so fällt doch wohl ein weiteres Licht in die Angelegenheit.

Außer der Unterbindung der A. vesicalis, auf deren wahrscheinliche Bedeutung schon hingewiesen wurde, wird ja auch bei dem *Maydl*schen Verfahren der breite Lymphabfluß zu den iliacalen Drüsengruppen unterbrochen und außerdem auch eine Trennung vom zentralautonomen Nervensystem vorgenommen.

Man dürfte nicht fehl gehen in der Annahme, daß durch diese Blokkierung des Lymphabflusses aus dem infizierten Verpflanzungsgebiet der Abtransport der Schlacken und die Fortleitung der Infektion eben in der Hauptsache nierenwärts erfolgen muß und infolgedessen auch eine stärkere Beeinträchtigung der Niere verschuldet wird, wie wir das bei Unterbrechung des Lymphabflußgebietes der Harnleiterwand ja gesehen haben. Eine schleichende Entzündung im Bereich des verpflanzten Blasenanteiles ist nun in der Tat immer vorhanden. Diese Erfahrung konnten wir bei einem Hund im feingeweblichen Bild machen. Wir werden unten noch näher darauf zurückkommen.

Auch das Ausmaß der Schädigung des gerade an der Stelle der Harnleiteransätze reich entwickelten autonomen Nervengeflechtes dürfte hinsichtlich der Infektionswirkung eine nicht gerade unwesentliche Rolle spielen. Jedenfalls haben die Untersuchungen *Kaisserlings* gezeigt, daß die Ausschaltung der Nervensteuerung in der Niere den Ablauf der Entzündung steigert. Wenn nun auch nicht behauptet werden kann, daß eine Störung dieser anatomischen Einheit im Blasengebiet dieselbe Bedeutung für die Anfälligkeit der Niere hat wie eine Entnervung im Nierengebiet selbst, so ist eine gewisse Bedeutung der vollkommenen Durchschneidung des Harnblasennervengeflechtes wohl doch nicht ganz in Abrede zu stellen. *Kaisserling* sagt wohl ganz richtig: „Die normalen und krankhaften Reaktionen des Gesamtorganismus wie der Einzelorgane können nur richtig verstanden werden unter dem Gesichtspunkt engster funktioneller und anatomischer Einheit vom Blutgefäßsystem und spezifischen Parenchymzellen in Verbindung mit den nervösen Apparaten und dem Lymphgefäßsystem.“

Es schien deshalb richtig, hinsichtlich der Harnleiter-Darmverbindung unser weiteres Bestreben dahingehend auszurichten, daß der Zusammenhang der verpflanzten Blasenanteile mit dem Blut-, Nerven- und Lymphgefäßsystem weitgehend gewahrt bleibt. Daß dabei den Anforderungen im Sinne eines mechanisch ungestörten Harnabflusses ebenfalls Rechnung getragen werden muß, braucht nicht eigens betont zu werden.

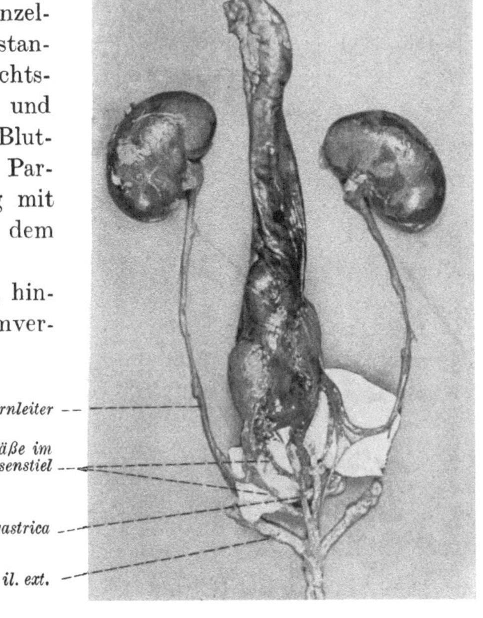

Abb. 12. Lichtbild eines Operationspräparates bei gestielter Blasenhälftenverpflanzung zur Darstellung der A. vesicalis. Die Aorta ist zum Zwecke der besseren Gefäßerkennung um 180° nach unten gedreht, liegt also auf dem Bild entgegengesetzt dem anatomischen Verlauf (Hundeversuch).

In Weiterführung dieser Überlegungen schien eine gestielte Blasenverpflanzung das Erstrebenswerteste zu sein. Als ich ein solches Verfahren im Tierversuch zum erstenmal ausführte, hatten wir wie schon oben angedeutet (nach einer Anregung von *Reimers*) vor allem die Erhaltung der Gefäßversorgung (A. vesicalis) im Auge (Abb. 12). Da das Versuchstier nach Erholung vom Operationsschock stets munter blieb wie ein gesunder Hund und noch nach Ablauf eines Jahres nicht im mindesten zurückging, hatten wir in Anlehnung an die Ergebnisse unserer Infektionsversuche die leise Hoffnung, auch der aufsteigenden Infektion vielleicht doch großenteils Herr geworden zu sein.

Während des günstigen Heilverlaufs ging in Anlehnung an unsere Versuchsergebnisse bei akuten Blasenwandinfektionen unsere Vorstellung dahin, daß wohl von der infizierten Blasen-Darmnaht aus auf dem Lymphwege eine leichte akute Niereninfektion erfolgt sein mußte. In diesem Sinne sprach das während der ersten 14 Tage stärkere Durstgefühl des Tieres, was dann aber schließlich nachließ. Bei genauer Beobachtung fiel allerdings in den letzten Monaten doch wieder ein stärkeres Verlangen nach Flüssigkeit auf, so daß wir doch Verdacht auf einen chronischen Nierenschaden schöpften. Im übrigen bot aber das Tier, dessen Benehmen wir am Tage vor der Tötung im Film festgehalten haben, ein ausgezeichnetes Allgemeinbefinden.

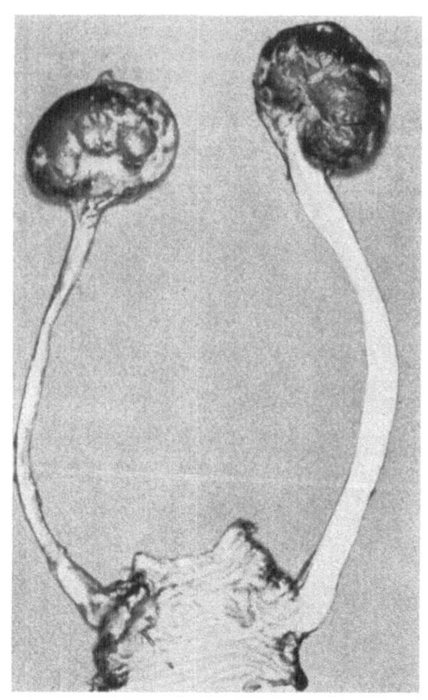

Abb. 13. Obduktionspräparat 14 Monate nach gestielter Blasenhälftenverpflanzung in den Enddarm. Darm aufgeschnitten, Darmschleimhaut reizlos, Blasenhälften geschrumpft. Rechter Ureter aufgeschnitten, Schleimhaut reizlos. Narbenbildung besonders am linken oberen Nierenpol deutlich.

Der Obduktionsbefund, den wir in unserer anderen Mitteilung in Einzelheiten festgelegt haben, soll nicht wiederholt werden. Es sei hier nur hervorgehoben, daß schon makroskopisch die verpflanzte Blasenhälfte ganz erheblich geschrumpft, geschwürig verändert und es zu einer Einengung unmittelbar an den Harnleitermündungen gekommen war. Dementsprechend war ein erheblicher Hydroureter vorhanden, aber nicht die geringste Atrophie des unteren Harnleiterabschnittes. Die Blasenschleimhaut fehlte nach dem äußeren Aussehen großenteils und die Innenfläche der Blase zeigte ein chronisch entzündetes wundes Aussehen.

Am oberen Pol beider Nieren beobachtete man deutliche Narbenveränderungen, die auf tieferliegende Entzündungserscheinungen hindeuteten, welche auch auf dem Schnitt zu sehen waren. Die aufgeschnittene Harnleiter- und Nierenbeckenschleimhaut zeigte dagegen nicht die geringsten Veränderungen. Sie war in ganzer Ausdehnung zart und blaß (Abb. 13), und es war nicht eine Spur von Epithelschaden zu sehen.

Eine bevorzugte Beachtung verdient im Rahmen der Betrachtung hinsichtlich der aufsteigenden Infektion der *feingewebliche Befund.*

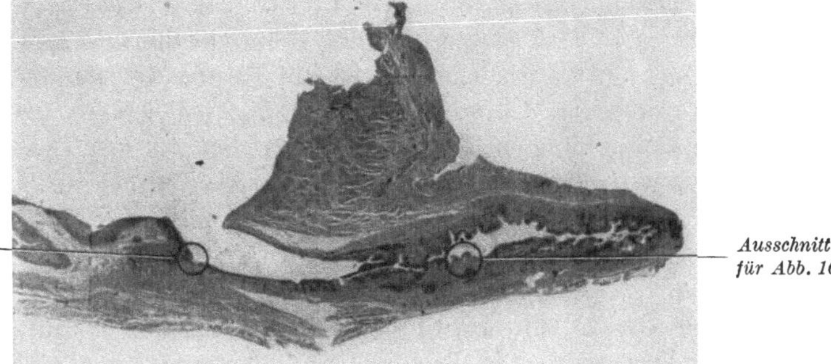

Abb. 14. Übersichtsbild der Harnleitermündung mit Blasenwand- und Darmanteil. Epithel der Blasenschleimhaut fehlt fast vollkommen. Starke Entzündung der Blasenwand, Intramuralteil frei, betonte Entzündung des beginnenden Harnleiters.

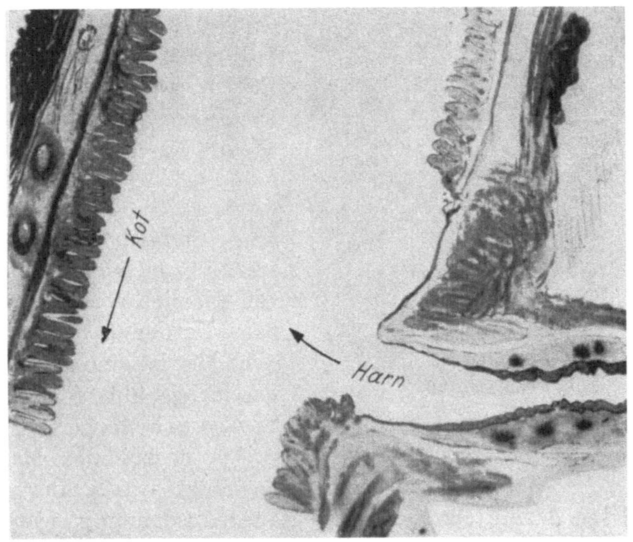

Abb. 15. Erläuternde Übersichtszeichung zu Abb. 14.

Auf dem Schnitt durch die Verpflanzungsstelle zeigt sich die Darmschleimhaut unversehrt (Abb. 14). Nur in unmittelbarer Nachbarschaft der Blasen-Darmnaht sind schwache submuköse Rundzellenansammlungen zu erkennen.

Die Blasenschleimhaut fehlt dagegen in ganzer Ausdehnung fast vollkommen (Abb. 14). Stellenweise sind nur noch einige kümmerliche Reste von Epithelzellen zu erkennen. Die fast epithellose Blasenoberfläche ist erheblich entzündet. Sie bietet gewissermaßen das Aussehen eines oberflächlichen chronischen Ulcus. Unter dieser entzündeten Oberfläche sieht man einige dichtere Rundzellenherde am Beginn der Muskelschicht. Das Bindegewebe ist auf Kosten der Muskulatur ganz erheblich gewuchert. Unweit von der entzündeten Blasenoberfläche sind nur noch kleine kümmerliche Reste vorhanden, die von chronisch entzündlich wucherndem Bindegewebe eingeschlossen werden. Gegen die Außenseite der Blasenwand hin ist die Muskelschicht etwa in regelrechter Stärke vorhanden und wird hier nur von schwächeren Bindegewebszügen durchsetzt.

An der Grenze zum Intramuralteil erscheint die Entzündungszone deutlich abgegrenzt. Die Rundzellendurchsetzung geht nicht im Zusammenhang auf die Wand des Intramuralteiles über. Man kann deutlich sehen, wie von der entzündeten Blasenoberfläche aus nur ein ganz schwacher Rundzellensaum sich zwischen Muskel- und Epithelschicht, die wohl erheblich geschädigt, aber doch zu erkennen ist, hinzieht (Abb. 14).

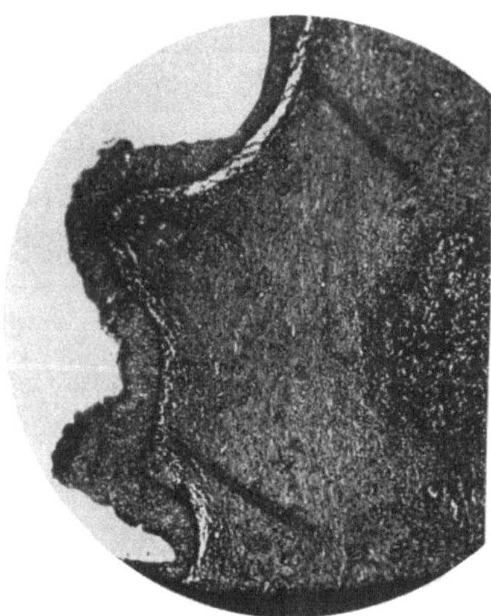

Abb. 16. Harnleiterwand knapp oberhalb des Intramuralteils. Erhebliche Entzündung bei unversehrtem Epithel.

In der Harnleiterwand zeigt insbesondere die Submucosa eine ganz erhebliche zusammenhängende Rundzellendurchsetzung, mit reichlich vorhandenen dichteren Herden (Abb. 14 und 16). Auch hier ist eine gegen die Muskelschicht hin fortschreitende Bindegewebswucherung festzustellen, wobei die Muskulatur verdrängt wird. Der Epithelverband der Harnleiterwand ist in ganzer Ausdehnung, wie sich auf Reihenschnitten nachweisen läßt, vollkommen unversehrt. Im oberen Harnleiterabschnitt ist die submuköse Entzündung etwas schwächer.

Im Nierenbecken sind die Entzündungserscheinungen wieder stärker ausgeprägt (Abb. 17a und 17b und 18a und 18b). Auf geeigneten Schnitten erkennt man, daß von den Rundzellenherden Fortsätze rindenwärts ziehen. Diese begleiten die Gefäße und stehen mit wieder dichteren Rundzellenansammlungen im Bereich der Markrindengrenze und in den Columnae Bertini in Zusammenhang. In der Niere bestehen insbesondere im oberen Pol erhebliche Absceßbildungen. In mehreren größeren Bezirken sind die Harnkanälchen größtenteils zerstört und befinden sich die Glomeruli in Verödung. In den noch vorhandenen Resten der

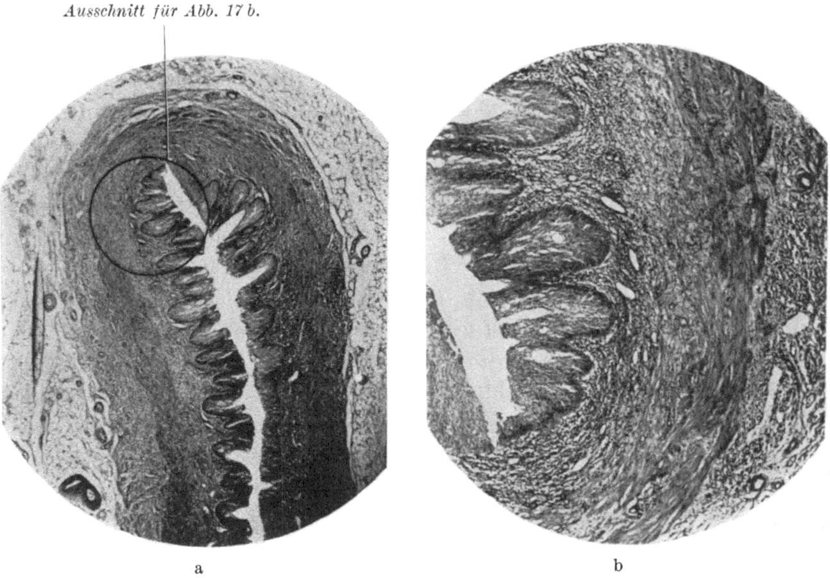

Ausschnitt für Abb. 17 b.

a b

Abb. 17a. Harnleiterquerschnitt im Nierenbecken 14 Monate nach gestielter Blasenhälftenverpflanzung (chronische Wandentzündung, Epithel unversehrt).

Abb. 17b. Ausschnitt aus 17a. Starke Entzündung, erhebliche Rundzellendurchsetzung bei unversehrtem Epithel.

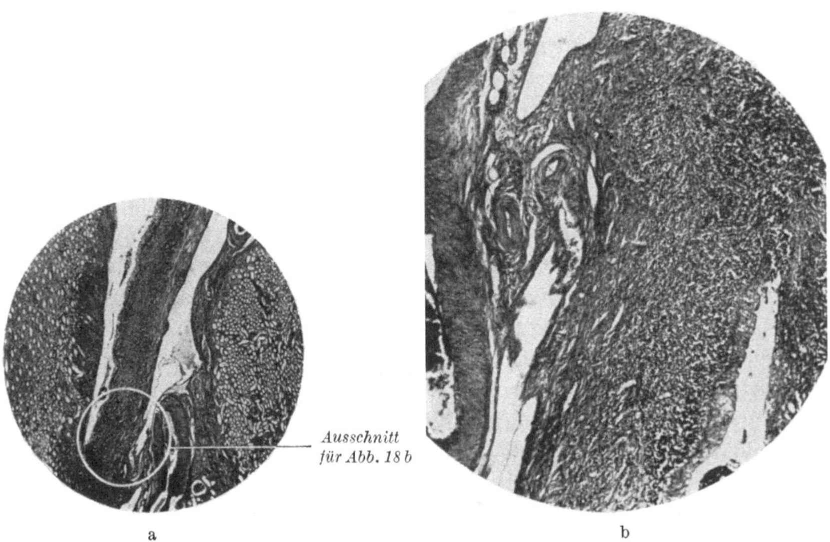

Abb. 18a. Übersichtsbild einer Kelchnische (chronische Entzündung bei erhaltenem Epithel nach gestielter Blasenhälftenverpflanzung).

Abb. 18b. Ausschnitt aus 18a bei starker Vergrößerung (erhebliche Entzündung um die Gefäße).

Kanälchen finden sich oft reichliche Rundzellen, in anderen erhebliche Eiweißansammlungen.

Vielfach hat man den Eindruck, daß der Beginn der stärksten Entzündung sich in den äußeren Rindengebiet entwickelt hat. Man beobachtet auffallende narbige Einziehungen der Kapsel und teilweise eine erhebliche Bindegewebswucherung (Ausheilungserscheinung).

Die Harnkanälchen sind nur im Bereich der stärksten Absceßbildungen mit Rundzellen angefüllt. An Stellen schwächerer Entzündung fehlen diese fast vollkommen. In Bezirken mittelstarker Entzündung kann man deutlich beobachten, daß am Gefäßpol des Glomerulus und um die *Bowmann*sche Kapsel zwischen den Harnkanälchen eine Rundzellenverdichtung besteht, die auch bei ziemlich starker Ausprägung meist nicht ganz das Malphigische Körperchen umgibt. An den Glomerulusschlingen fällt dann öfters ein erheblicher Zellreichtum auf; teilweise sind auch Blutungen festzustellen. Doch finden sich immerhin verhältnismäßig gesunde Glomeruli in ansehnlicher Zahl auch zwischen oft stark verändertem Parenchym.

Es sei vermerkt, daß auf den Schnittbildern der linken Niere einige abgekapselte Tuberkel gefunden wurden. Die rechte Niere zeigte aber keinerlei Erscheinungen dieser Art.

Überblicken wir sachlich abwägend den Verlauf, Obduktions- und feingeweblichen Befund, so ergibt sich einwandfrei das Bild einer lymphogen aufsteigenden chronischen Niereninfektion. Das Grundübel ist der Umstand, daß die Blasenschleimhaut das Kot-Harngemisch nicht verträgt. Damit wird nun eigentlich der Vorteil, den man sich durch Verpflanzung der unversehrten Blasenschleimhaut mit epithelbedeckten, schlußfähigen Ostien versprach, großenteils hinfällig. Die Schleimhaut stößt sich ja ab und eine breite entzündete Fläche ist der Folgezustand. Als weitere Folge kommt es zu einer entzündlichen Schrumpfung der Blasenhälften, wobei im feingeweblichen Bild die Muskulatur durch wucherndes Bindegewebe verdrängt wird. Durch die Schrumpfung der Blasenwand wird schließlich der Harnleiter genau an der Mündung erheblich eingeengt. Genau hier saß auf kurze Strecke die Stenose, deren Folge eine Harnleiterwandhypertrophie und Hydroureter war.

Die feingeweblich ganz sinnfällig ausgeprägte Rundzellendurchsetzung in der Harnleiterwand und Nierenbecken bei vollkommen unversehrtem Epithelverband in diesem Gebiet gibt einen ganz eindeutigen Beweis für die lymphogene Ausbreitung der Infektion. In demselben Sinne sprach auch der feingewebliche Nierenbefund, insbesondere in solchen Bezirken, wo noch keine regelrechten eitrigen Vorgänge vorlagen (Rundzellen in Begleitung der Gefäße bis um die *Bowmann*sche Kapsel). Stärkere Absceßbildungen verwischen allerdings teilweise das Bild. Diese waren fast nur im oberen Pol vorhanden. Damit sind aber unsere nach akuter Infektion erhobenen Befunde bestätigt. Eine sichere unwidersprechbare anatomische Erklärung dieser Sonderheit ist allerdings, wie schon oben erwähnt, schwierig.

Wenn die aufsteigende Infektion trotzdem über lange Zeit ohne wesentliche Erscheinungen vertragen wurde, so liegt das daran, daß sie entsprechend unseren Versuchen zeitlich nur in bescheidenem Ausmaß nierenwärts geleitet wurde. Auf die Dauer wäre sie aber wohl sicher nicht vertragen worden. Der Grund für die anfänglich offensichtlich geringere Infektionswirkung ist die Abflußmöglichkeit der Schlacken zu den iliacalen Drüsen und die Bremsung der Entzündung am Intramuralteil. Daß und warum der lymphogene Aufstieg der Entzündung hier nur abgeschwächt, aber nicht vollkommen aufgehalten werden kann, haben wir oben schon auseinandergesetzt. Es war aber mit aller Gewißheit festzustellen, daß der Intramuralteil und die unmittelbare Fortsetzung des Harnleiters nur ganz unwesentlich befallen waren.

Wenn nun auch mit dem Verfahren der gestielten Blasenverpflanzung im Tierversuch die a.N.I. nicht vollkommen beherrscht werden konnte und nach dem Obduktions- und feingeweblichen Befund die Nierenveränderungen ganz erheblich und auch im Fortschreiten waren, so daß mit einem Dauererfolg nicht gerechnet werden konnte, so dürfen wir doch nicht übersehen, daß das Ergebnis des Hundeversuches immerhin weit besser war als bei allen Verfahren der Harnleiter-Darmverbindung und der *Maydl*schen Operation sowie der bisherigen Abarten. Auch *Reimers* verlor mit seinem sinnreich ausgearbeiteten Verlagerungsverfahren, bei dem keine Peritonitis auftrat, seine Tiere nach Durchtrennung der Harnleiterschlinge in kurzer Zeit an a.N.I. Es überlebte kein Hund etwa den 10. Tag. *Drucbert* führte zahlreiche Versuche an Hunden nach dem abgeänderten *Maydl*schen Verfahren aus. Auch seine Tiere starben alle bis zum 92. Tag an a.N.I. In unserem Falle wurde der Hund aber erst nach 14 Monaten getötet und er hätte nach dem klinischen Befund noch viel länger gelebt.

Da es nun aber eine Tatsache ist, daß Harnleiterverpflanzungen und *Maydl*sche Operationen vom Menschen schon in vielen Fällen lange Jahre vertragen wurden, so besteht ein Recht zu der Annahme, daß mit der gestielten Blasenverpflanzung wohl noch bessere Ergebnisse zu erwarten sind, wenn wir das Ergebnis eines Tierversuches auch nicht mit voller Gültigkeit auf den Menschen übertragen wollen. Der Hund ist aber jedenfalls gegen solche Infektionen viel empfindlicher und beim Menschen liegen die Verhältnisse günstiger in dieser Hinsicht. Wir haben deshalb auch Grund, das Verfahren auf technische Feinheiten zu prüfen und etwa andere richtunggebende Maßnahmen abzuleiten.

Bemerkenswert ist, daß die stärksten Schrumpfungs- und Zerstörungsvorgänge an der Stelle vorhanden waren, wo die Blasen-Darmnaht in unmittelbarer Nähe an der Harnleitermündung vorbei lief (Abb. 14 und Abb. 5 dieses Heft S. 508). Die Nähe der Naht bedeutet sicher eine erhebliche Gefahr für die Harnleitermündung und es ist auch der schwierigste Teil des Verfahrens ohne mechanische Schädigung der Ostien die Naht zu vollenden. Die Verhältnisse liegen beim Hund besonders ungünstig, weil die Harnleiterostien sehr dicht beisammen liegen (etwa 6—7 mm). Soweit ich mich an menschlichen Blasen überzeugen konnte, liegen hier die Verhältnisse wesentlich günstiger. Die Entfernung der Mündungen beträgt hier bei jungen Menschen (7 jährigen) 10—12 mm, so daß die technischen Schwierigkeiten im Leichenversuch nicht groß waren. Das gilt aber leider für gesunde menschliche Harnblasen. Bei Blasenspalten für die ein solches Operationsverfahren neben Blasenverletzungen und tumorkranken Blasen doch in erster Linie gedacht sein soll, liegen die Verhältnisse für eine gestielte Verpflanzung beider Blasenhälften aber sicher ungünstiger. Die Mündungen liegen hier im unteren Teil der ekstrophierten Blase und etwa auch nur 7—8 mm voneinander entfernt, so daß bei Spaltung der Blasenwand nur ein sehr knappes mediales Stück zur Naht verbleibt und das Ostium schon bei der Operation und vor allem durch nachfolgende entzündliche Schrumpfung gefährdet wird.

Man wird also im Gegensatz zur Harnleiter-Darmverbindung schon aus technischen Gründen das Verfahren der gestielten Verpflanzung beider Blasenhälften nicht ohne Bedenken für alle Fälle empfehlen können. Die Anzeigestellung wird vielmehr wie auch bei Operationen anderer Art durch eine bestimmte Auswahl der Fälle begrenzt. Entscheidend ist in diesem Sinne der Abstand der Harnleitermündungen. Ein Abstand von 8 mm dürfte nach unserer Schätzung gerade genügen, um die Naht zuverlässig ohne Gefährdung der Mündungen auszuführen. Mit einer gewissen narbigen Einengung muß dann aber immer noch gerechnet werden. Dies ist aber zunächst nicht sehr ernst zu nehmen, denn es kommt, wie unser Tierversuch zeigte, lange Zeit nicht zu einem Nierenschaden infolge Aufstauung keimhaltigen Harnes. Das Nierenbecken und auch die Harnleiterschleimhaut zeigten ja in ihrer ganzen Ausdehnung nicht die geringsten Anzeichen für eine auch nur geringe Schleimhautreizung.

Das gibt uns allerdings im Hinblick auf den doch eindeutig ausgeprägten Hydroureter kein Recht die Hände in den Schoß zu legen, wenn wir auf ein gutes Dauerergebnis rechnen wollen. Es wird vielmehr nötig sein, auf Grund wiederholter Untersuchungen (Schattendarstellung der Nierenbecken und Harnleiter) sich auch über den Stand des Abflusses zu unterrichten und gegebenenfalls für einen guten Mündungszustand Sorge zu tragen. Wir dürfen wohl auch die Hoffnung haben, daß wir bei den natürlichen Harnleitermündungen, die nur einen kurzen Stenosenring aufweisen, mit wiederholter Dehnung zum Ziele kommen, denn es entsteht sicher kein erheblicher großer Narbenzylinder wie bei Harnleiterverpflanzungen, sei es mit oder ohne Schrägkanalbildung. Die Mündungen in den gestielt verpflanzten Harnblasenhälften sind spielend leicht zu erreichen und auch zu erkennen. Sie liegen beim Hund etwa 8 cm vom After entfernt. Beim Menschen beträgt der entsprechende Abstand knapp 12 cm (im Leichenversuch).

Bei ausgesprochen engem Zusammenliegen beider Harnleitermündungen (unter 7 mm) dürfte eine gestielte Verpflanzung beider Blasenhälften aber kaum durchführbar sein, ohne sich der Gefahr schwerer Schädigung der Mündungen und entsprechender Abflußstörungen auszusetzen. Im Hinblick auf die Herabminderung der Niereninfektionsgefahr bei primärer Infektion der unteren Harnwege wäre aber vielleicht doch zu überlegen, ob man nicht den Vergleichsweg beschreiten sollte. Es wäre vielleicht denkbar, einen Harnleiter nach *Reimers* in den Darm zu verlagern und einige Zeit nach endgültiger Herstellung der einseitigen Harnleiter-Darmanastomose den entsprechenden Blasenanteil mit dem anderen Harnleiter gestielt zu verpflanzen. Bei diesem Vorgehen wird man genügend weit von der Harnleitermündung entfernt die Blasen-Darmnaht ausführen können. Damit wären wenigstens für eine Seite alle oben erwähnten Vorteile des Verfahrens ausgenutzt und somit wenigstens die eine Niere in geringerem Grade durch die aufsteigende Infektion gefährdet. Wir besitzen über dieses kombinierte Verfahren noch keine abgeschlossenen Erfahrungen. Entsprechende Versuche haben wir in Angriff genommen.

Leichter wird man sich aber zu einer einseitigen Verpflanzung entschließen, wenn im Sonderfall eine Niere schon weitgehend geschädigt ist und gegebenenfalls geopfert werden muß. Man kann bei einseitiger Verpflanzung sicher ohne Bedenken das blindverschlossene Ende des anderen Harnleiters im Blasenlappen mit verpflanzen. Man gewinnt dadurch viel Stoff und kann die Blasennaht weit entfernt von der absondernden Öffnung anbringen, was einen außerordentlichen Gewinn hinsichtlich der Stenosenverhütung bedeutet.

Wir hatten anfänglich daran gedacht, es sei vielleicht zweckmäßig, die großen Blasenlappen fern von der Harnleitermündung etwas zu verkleinern und zuzurichten. Nach unseren Erfahrungen im Hundeversuch ist es aber aus örtlichen Gründen auf keinen Fall nötig, denn es entsteht bestimmt keine störende Erweiterung des Darmes an der Einpflanzungsstelle. Als wir 14 Monate nach der Verpflanzung den Befund prüften, zeigte sich ja, daß die eingepflanzten Blasenlappen um etwa die Hälfte ihres Umfanges geschrumpft waren; der Darm zeigte äußerlich nicht die geringste Erweiterung und auch keine sonstigen Formveränderungen. Ich möchte nach dieser Erfahrung annehmen, daß es vorteilhafter ist, keine Verkleinerung der Blasenlappen vorzu-

keine Verkleinerung der Blasenlappen vorzunehmen, sondern dieselben in ihrem ganzen Umfange in den Darm einzunähen. Mein Eindruck war: die entzündlichen Schrumpfungsvorgänge an dem verpflanzten Blasenanteil und damit die Gefahr einer Stenose sind in ihrem Wirkungsgrade auf die Harnleitermündungen gemessen, um so geringer, je größer das Verhältnis der verpflanzten Blasenwand zum Wundgebiet ist, wobei die Entfernung der Harnleitermündungen von der Blasen-Darmnaht im Sinne eines guten Mündungszustandes besonders ins Gewicht fällt.

Unter diesen Gesichtspunkten mußte es naheliegen, daß von einer günstig angelegten Blasen-Darmfistel wohl bessere Ergebnisse zu erwarten sein dürften. Die Fistel müßte aber möglichst entfernt von den Blasenostien, also am besten am Blasenscheitel angelegt werden. Eine solche Operation hat den Vorteil, daß sie verhältnismäßig einfach, wenig eingreifend ist und außerdem alle Vorteile der gestielten Verpflanzung in sich vereinigt.

Nach den Untersuchungen von *Cervantes* entspringt ja ein Großteil der Lymphgefäße am Trigonum im Bereich der Harnleiteransätze. Bei Spaltung der Hinterwand und Naht derselben ist es deshalb auch gut denkbar, daß dadurch doch eine Schädigung und teilweise Blockade des Lymphgefäßnetzes erfolgt, was beim Arbeiten am Scheitel großenteils vermieden werden kann. Vielleicht bedeutet dieser Umstand noch einen weiteren Vorteil gegen die aufsteigende Infektion.

Gegenüber einem solchen Verfahren wird aber sofort der Gedanke auftauchen, daß dabei ja ein Blindsack entsteht, in dem die Harnleitermündungen gerade am tiefsten Punkt liegen und schließlich auch mit Kotansammlungen zu rechnen ist. Die Steinbildung würde also nach diesen Überlegungen mindestens wie bei den Verfahren, die eine künstliche Blasenbildung anstreben (*Subbotin, Trendelenburg*), sicher begünstigt, und die Steine scheinen außerdem bei flüchtiger Betrachtung unmittelbar im Mündungsgebiet der Harnleiter gespeichert zu werden.

Dem ist aber bei der von mir in 3 Versuchen angewandten Technik nicht so. Alle technischen Einzelheiten eines solchen Verfahrens sollen hier nicht erschöpfend dargelegt werden; das würde den Rahmen dieser Arbeit überschreiten. An anderer Stelle werde ich noch über die genaue Ausführung dieses Verfahrens berichten können und möchte mich nur auf kurze grundsätzliche Angaben beschränken:

Die Harnblase wird von vorne eröffnet, unmittelbar über der Prostata abgeschnitten und sowohl der Harnröhren- als auch der Harnblasenstumpf durch Tabaksbeutelnaht genau verschlossen. (Bei weiblichen Tieren ist eine supravaginale Uterusamputation kaum zu umgehen.) Die Blasendarmfistel legte ich durch Verbindung der hinteren Blasenwand mit der vorderen Darmwand durch Einfügen eines *Murphy*-Knopfes an. Das ging sehr leicht und schnell. Die schwere Hälfte des

Knopfes führte ich durch den After ein und drückte die beiden Hälften, welche die Blasen- und Darmwand zwischen sich fassen, nach Anbringen kleiner Stichincisionen in Blasen- und Darmwand zusammen. Bei Anwendung einiger Kunstgriffe läßt sich eine Infektion der Bauchhöhle immer vermeiden. Die vordere Blasenwand wird noch vor dem Zusammendrücken der Knopfhälften (vor Eröffnung des Darmes) durch 2 Nahtreihen verschlossen.

Der Endzustand der Operation ist in den Abb. 19 und 20 grob umrissen aufgezeichnet. Ganz genau entspricht allerdings das Bild nicht dem Operationssitus; der Mastdarmabschnitt verläuft in Wirklichkeit viel schräger nach unten vorne, und die Blase steht steil schräg nach oben, so daß der Harn nach unten in die Fistel abfließt und kein wesentlicher Blindsack entsteht (siehe unten).

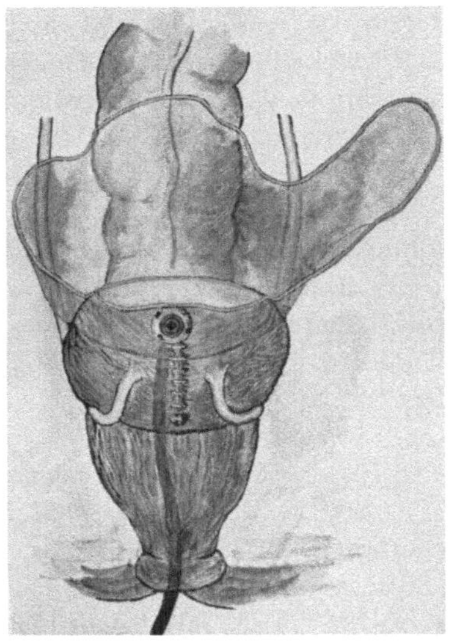

Abb. 19. Zeichnung einer Blasendarmverbindung mittels *Murphy*-Knopf. Ansicht von vorne mit Peritoneum.

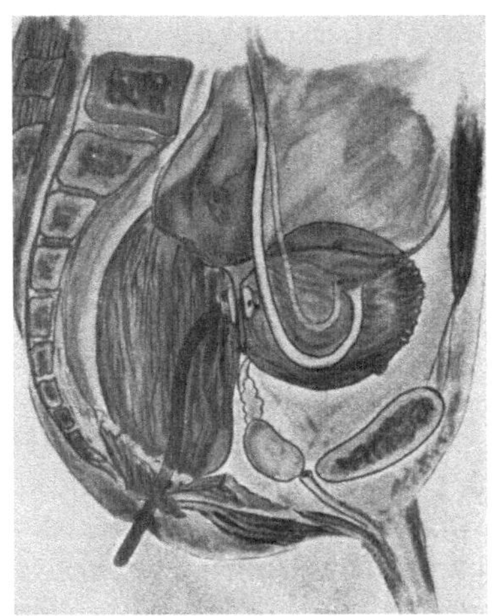

Abb. 20. Seitenansicht der Abb. 19. Douglasfalte im Fistelbereich.

(Es kommt hier zunächst nur auf eine verständliche Darstellung ohne Berücksichtigung aller anatomischen Einzelheiten an.)

Nur einen Hund (erster Versuch) verlor ich an einer Operationsperitonitis. Zwei weitere Tiere erholten sich rasch, entleerten vom ersten Tag nach der Operation an Kot mit Harn vermengt und sind seit sechs Monaten munter, wie völlig unversehrte Tiere.

An der Blase liegt der Knopf in der Blasenhinterwand hart am Scheitel. Der Trigonumanteil hebt sich schon nach der Lösungsarbeit ganz von selbst nach oben und stellt sich bei Verlagerung der Blase nach darmwärts in einer ziemlich steilen schiefen Ebene, die in Richtung des Darmes abfällt, so daß der Harn sich keinesfalls etwa in einem Blindsack der Blase sammelt, sich nicht schon hier mit aufgefangenem, liegenbleibendem Kot vermengt und etwa durch Verkrustung die Harnleitermündungen verschließt. Im übrigen sorgt der physiologische Tonus und die Kontraktionstätigkeit für eine stetige Entleerung.

Bei einer 6 Wochen nach der Operation vorgenommenen Rektoskopie konnte ich mich auch überzeugen, daß in dem Blindsack der Blase nicht die geringste Kotansammlung vorhanden war. Die Blasen-Mastdarmfistel fand sich etwa 8 cm oberhalb des Afters und war gut zu sehen. Es bot sich ein divertikelähnliches Bild in der vorderen Darmwand, wobei man den Eindruck hatte, daß das Divertikel (Blase) schräg nach oben zieht. Der Eingang in den Blindsack war von eirunder Beschaffenheit und konnte durch Anpressen der vorderen Bauchwand ventilartig angedrückt und verschlossen werden. Der abfließende Harn war vollkommen klar. Die Fistelstelle konnte mit dem Finger gut erreicht werden, so daß man den nach dem Gefühl etwa knapp pflaumengroßen Blasensack bequem austasten konnte. Irgendwelche Veränderungen, die auf eine Steinbildung schließen ließen, konnte ich dabei nicht feststellen. Etwaige freie Körper wären außerdem bei der leichten Zugänglichkeit des kleinen Hohlraumes durch die Fistel mühelos mit dem Finger zu entfernen gewesen.

Sieben Wochen nach Herstellung der Blasen-Mastdarmfistel legte ich bei einem Tier durch einen seitlichen Schnitt den rechten Harnleiter transperitoneal frei. Er zeigte äußerst kräftige Peristaltikwellen, war aber nicht wesentlich erweitert. Eine Antiperistaltik konnte ich nicht beobachten. Unterhalb der Mitte legte ich bei dieser Gelegenheit eine spiralige Verschorfungslinie an. Das Tier lebte weitere 4 Wochen ohne die geringsten Krankheitszeichen und wurde dann getötet. Es ergab sich folgender Befund:

Die Hinterwand der Blase ist breitbasig mit der vorderen Darmwand verwachsen. Die Harnleiter zeigen keine auffallende Erweiterung. An der Verschorfungsstelle des rechten Harnleiters beobachtet man eine oberflächliche Narbe ohne die geringsten Stenoseerscheinungen. Beide Nieren sehen äußerlich vollkommen unverdächtig aus.

Die Fistelöffnung ist gut für eine Fingerkuppe durchgängig, die Mastdarmschleimhaut vollkommen reizlos. Ebenfalls zeigt die Schleimhautnarbe zwischen Blase und Darm nicht die geringsten Reizerscheinungen. Es besteht hier ein sanft gewölbter Ring von zartem blassen Aussehen. Auch die Blasenschleimhaut zeigt makroskopisch keinen auffallenden Epithelschaden.

Nach Herausnahme des Präparates aus der Formalinlösung zur Herstellung der feingeweblichen Schnitte zeigt die Schnittfläche der linken

Niere eine deutlich dunklere Tönung als die der rechten (verschorfte Harnleiterseite).

Feingeweblicher Befund: Kurz gesagt unterscheidet sich das feingewebliche Bild nicht grundsätzlich von dem der Blasenhälftenverpflanzung. Auch im Falle der Blasenfistel ist die Schleimhaut der verpflanzten Blase erheblich entzündet und das Epithel geschädigt. Allerdings ist es der kürzeren Zeit entsprechend großenteils noch erhalten. Ein wesentlicher Unterschied ist schließlich darin zu erblicken, daß unmittelbar an den Harnleitermündungen keine so ausgesprochenen Zerstörungsvorgänge vorhanden sind.

An Harnleiterwand, Nierenbecken und Niere zeigt sich ein Bild einer mehr subakuten lymphogen fortschreitenden Entzündung. Auch der Epithelverband ist hier großenteils etwas gelockert und beschädigt. An der Verschorfungsstelle beobachtet man deutlich eine Narbenbildung sowie auch eine schwächere Entzündung. Ferner zeigt der nierenwärtige Harnleiterabschnitt und die rechte Niere schwächere Entzündungserscheinungen als dies links der Fall ist.

Wenn wir das Gesamtergebnis der *gestielten Blasenverpflanzung* in den Darm überblicken, so ergibt sich folgende nüchterne Feststellung:

Der *klinische* Verlauf des Tierversuches war im Vergleich zur Harnleiter-Darmverbindung recht befriedigend. Nach den Erfahrungen von *Reimers* starben bei Harnleiter-Darmverbindung alle Tiere längstens 10 Tage nach endgültiger Herstellung der Harnleiter-Darmanastomose an a.N.I. Auch im Vergleich zu den Tierversuchen nach dem *Maydl*schen Verfahren schneiden unsere Versuche weit günstiger ab. Nach Bericht von *Drucbert* gingen ja seine Tiere im besten Falle am 92. Tag nach der *Maydl*schen Operation an a.N.I. zugrunde. Die Erfolge der gestielten Blasen-Darmverbindung haben also die Ergebnisse der Infektionsversuche bestätigt, d. h. es ist richtig, daß durch Erhaltung des breiten Lymphablfußgebietes zu den iliacalen Drüsengruppen die a.N.I. herabgemindert werden kann. Bedrohliche akute Erscheinungen dieser Art traten nie ein.

Ganz und insbesondere auf die Dauer ließ sich allerdings die a.N.I. nicht verhindern. Es wäre auch viel zu mechanisch gedacht, wollte man das erwarten, denn das biologische Geschehen läßt sich nicht nach mechanisch-mathematischen Gesichtspunkten lenken.

Tatsache bleibt, daß die verpflanzte Blasenschleimhaut der unmittelbar zersetzenden Einwirkung des Kot-Harngemisches erliegt und damit der lymphogen aufsteigenden Infektion die Pforte geöffnet wird. Eine chronische „Blasenentzündung“ ist also die zwangsläufige Folge. Da nun aber nierenwärtige Lymphgefäßverbindungen durch die Harnleiterwand und deren unmittelbaren Umgebung bestehen, läßt sich auch die lymphogen aufsteigende Infektion nicht vollkommen verhindern.

Bei Abwägung aller Umstände dürfen wir ja wohl hoffen, daß beim Menschen die Verhältnisse günstiger liegen. Dazu haben wir um so mehr ein Recht, als nach den jüngsten Erfahrungen mit dem Verlagerungsverfahren beim Menschen weit bessere Ergebnisse erzielt wurden. *Reimers* hatte diese Ansicht auch schon früher mit Überzeugung ausgesprochen.

Es ist aber nicht angängig, nach unseren erst jungen und noch spärlichen Ergebnissen schon etwaige Operationsvorschläge zu machen. Soweit ich mir in Leichenoperationen bei regelrechten Verhältnissen Kenntnisse erwerben konnte, ist die Ausführung der gestielten Blasenverpflanzung beim Menschen keinesfalls schwieriger als beim Hunde. Wir können beim Menschen größtenteils extraperitoneal arbeiten. Das hat Vor- und Nachteile. Letztere lassen sich aber überwinden. Ohne jetzt auf weitere Einzelheiten einzugehen, sei nur angeführt, daß die Douglasfalte die Blasen-Matsdarmfistelstelle deckt (Abb. 20) und außerdem auch die Deckung der vorderen Blasenwandnaht durch freie Bauchfellübertragung extraperitoneal möglich sein dürfte, was einen großen Gewinn bedeutet.

Wir dürben aber nicht vergessen, daß wir beim Menschen unter pathologischen Verhältnissen und damit unter vielseitig anderen Voraussetzungen arbeiten müssen. Soweit Fälle in Frage kommen, bei denen es sich um schwere Harnblasenverletzungen etwa mit vollkommener Zerstörung der Harnblase bei erhaltenem Trigonum handelt, dürfte ja die Anatomie nicht wesentlich gestört sein. Bei Blasenspalten sind jedoch schon erhebliche Abweichungen von der regelrechten Topographie auch hinsichtlich der Gefäßversorgung zu erwarten. Im Schrifttum ist gerade dieser Gesichtspunkt wenig berücksichtigt. Auch die Darstellung *Enderlens*, die einen guten Einblick in das entwicklungsgeschichtliche Geschehen und in die anatomischen Sonderheiten bezüglich der Harngebilde unter sich und zu den übrigen Eingeweiden vermittelt, gibt über die Beziehungen zwischen Gefäß- und Nervensystem keinen hinreichenden Aufschluß. In dieser Richtung müssen wir noch weitereErfahrungen sammeln.

Ein ähnlicher Weg, wie ich ihn oben knapp entwickelt habe, ist auch schon von älteren Forschern beschrieben worden. *Boari* benutzte schon 1898 ein *Murphy*-Knopfähnliches Gerät zur Herstellung einer Harnleiter-Darmanastomose. Er erzielte angeblich bei 14 Kranken 5mal ein befriedigendes Ergebnis. *Thiersch* erzeugte mittels einer *Sanson*schen Klemme eine Nekrose zwischen Blasen- und Darmwand bei Blasenektopie und stellte so eine Blasen-Mastdarmfistel her. Er berichtet von einem Mädchen mit Uterus bicornis, das nach 6 Monaten nach seinem Gedanken operiert, einen guten Erfolg darstellte. Nähere Einzelheiten über diesen Fall sind nicht bekanntgeworden, wie auch sonstige gute

Dauerberichte über dieses Verfahren fehlen. Es wurde bald verlassen. Man sagte ihm nach, daß es erhebliche Schmerzzustände im Gefolge haben mußte, wie das insbesondere auch bei den künstlichen Harnblasenbildungen der Fall war. Bei künstlichen Harnblasenbildungen sollen die Schmerzen in manchem Fall derart unerträglich geworden sein, daß die Ausrottung der Blase nötig wurde.

Bei allen Harnleiter- und Blasen-Darmverbindungen fehlen ja nun leider, wie schon eingangs erwähnt, gerade in Deutschland erschöpfende Ergebnisberichte, so daß ein abgerundetes Urteil über kein Verfahren möglich ist. Immerhin sind aber Fälle bekanntgeworden, die 20 bis 30 Jahre nach *Maydl* operiert in lebenswürdigem Zustande lebten, und auch solche, die lange Jahre mit einer Blasen-Mastdarmfistel arbeitsfähig blieben.

Es müssen also doch wohl noch bestimmte günstige Gesichtspunkte, die manchmal zufällig gegeben waren, mit in Betracht gezogen werden und auszunutzen sein. Wir arbeiten hier noch mit Unbekannten.

Ohne weiteres läßt sich diese schwierige Frage nicht lösen. Nur zielbewußtes Weiterarbeiten wird uns der Lösung näher bringen. In diesem Sinne seien nur noch einige Gesichtspunkte angedeutet, die wir noch weiter verfolgen wollen und die vielleicht geeignet sind, die Aussichten zu verbessern.

Allem Anschein nach ist es, wie schon gesagt, doch so, daß im Kot-Harngemisch Zersetzungen eintreten und diese Stoffe von der frisch verpflanzten Harnblasenschleimhaut nicht vertragen werden. Sie wird zerstört, damit die Blasenwand infiziert und lymphogen aufsteigend die Niere gefährdet. Es wäre vielleicht denkbar, daß durch Anlegen eines zeitweiligen Anus praeter eine weitgehende reizlose Einheilung und langsame Ausgleichung der Blasenschleimhaut an den veränderten Zustand eintritt und dann vielleicht die Kloakenbildung doch besser vertragen wird. In diesem Sinne kann ja wohl die Erfahrung sprechen, daß Harnleiter-Darmverbindungen mit besserem Erfolg vertragen wurden, wenn sie wegen schwerer Blasenerkrankung, die eine Ausrottung der Blase nötig machte, bei schon bestehender Blasen-Mastdarmfistel vorgenommen wurden.

Im Falle der Harnblasen-Mastdarmfistel könnte gerade mittels des *Murphy*-Knopfes oder eines besser geeigneten Gerätes, das noch auszuarbeiten wäre, von der Blase aus durch den After für die erste Zeit eine Art *Petzer*-Katheter herausgeleitet werden (Abb. 19 und 20), um Kot und Harn während der ersten Zeit der Einheilung zu trennen. Gegebenenfalls sind mit diesem Verfahren in Verbindung mit einem vorübergehenden Anus praeter die besten Erfolge zu erzielen. Es wäre ja gerade bei einem doppelläufigen Anus praeter eine weitgehende Sauberhaltung und Keimarmut durch beliebig vorzunehmende Durchspülung des unteren Schenkels sehr gut anzustreben. Ich habe solche Versuche in Vorbereitung und hoffe zu gegebener Zeit berichten zu können.

Abschließend darf man wohl folgendes aussprechen:

Bei Würdigung der unter bestimmten Bedingungen sehr wohl möglichen Harnrückstauung und deren Folgen hinsichtlich des Nierenschadens steht als Gefahrenquelle für die Niere an erster Stelle und immer die lymphogen aufsteigende Infektion. Ohne Vernachlässigung der übrigen technischen Richtlinien muß vor allem auch diesem Gesichtspunkt Rechnung getragen werden. Vielleicht gelingt es doch, ein Verfahren ausfindig zu machen, das der lymphogen aufsteigenden Infektion den Weg weitgehend sperrt. Es müßte ein Stoff sein, der nur die Lymphgefäße beeinflußt, etwa in dem Sinne wie Phenollösung das sympathische Nervengeflecht der Gefäße (*Doppler*). Möglicherweise dürfen wir auch hoffen, in geeigneten Sulfamidpräparaten, die nach den Ergebnissen der jüngsten Forschung hinsichtlich der Infektionshemmung sicher eine Bedeutung haben, ein Mittel zu finden, das zur Bewältigung der schwierigen Frage der Harnwege-Darmverbindung beitragen kann.

Zusammenfassung:

Die Frage der lymphogen aufsteigenden Niereninfektion wird im Tierversuch einer eingehenden Prüfung unterzogen. Zu diesem Zwecke werden Harnleiter- und Blasenwandinfektionen gesetzt, wobei eine unmittelbare Infektion der Harnsäule selbst vermieden wird.

Das zusammenhängende Entzündungsbild in der Wand der unteren Harnwege mit dem Nierenbeckengewebe und der Niere spricht sowohl nach dem Obduktionsergebnis als auch nach dem feingeweblichen Befund eindringlich für die Weiterleitung der Infektion aus den unteren Harnwegen zur Niere hin auf dem Lymphwege. Dabei werden nicht nur die Lymphbahnen der Harnleiterwand, sondern auch die retroperitonealen Lymphgefäßverbindungen benutzt. Erstere dürften aber den hauptsächlichtsen Weg darstellen. Um die lymphogene Fortleitung der a.N.I. sinnfällig zu zeigen, wird das Lymphnetz der Harnleiterwand im oberen Abschnitt durch Verschorfung unterbrochen. Mit diesem Verfahren ist es gelungen, die aufsteigende Infektion einwandfrei abzustoppen und so einen eindeutigen Beweis für die lymphogene a.N.I. zu erbringen. Die Infektion schreitet in der Harnleiterwand hauptsächlich nur nierenwärts, dagegen kaum nennenswert in Richtung der Blase fort.

Es konnte weiterhin gezeigt werden, daß der Infektionsablauf von verschiedenen Umständen abhängt. Er wird gesteigert durch Auslösung des Ureters. Die Wirkung auf die Niere ist ferner um so heftiger, je höher die Infektion am Harnleiter angreift. Blasenwandinfektionen führen nach dem klinischen Befund selbst bei starken Infektionsgaben zu verhältnismäßig schwächeren Nierenerscheinungen. Dies hat wohl seinen Grund darin, daß die Infektion am Intramuralteil gebremst zu werden scheint und außerdem eine breite Abflußmöglichkeit zu den iliacalen Drüsengruppen vorhanden ist.

Das verhältnismäßig günstige Ergebnis der gestielten Verpflanzung beider Blasenhälften dürfte die Richtigkeit der Versuchsergebnisse bestätigen. Die vollkommene Verhinderung der a.N.I. gelingt jedoch auch mit diesem Verfahren nicht, weil die Blasenschleimhaut vom Kot-Harngemisch schwer geschädigt und damit doch die Infektion des Lymphnetzes nicht vollkommen verhindert werden kann. Außerdem ergeben sich bei Verpflanzung der Blasenhälften Mündungsschwierigkeiten.

Es wird das Verfahren einer mittels *Murphy*-Knopfes angelegten Blasen-Mastdarmfistel kurz mitgeteilt. Das vorläufige Ergebnis spricht in ähnlichem Sinne wie die Blasenhälftenverpflanzung. Die Anzeichen einer lymphogenen a.N.I. waren auch hier deutlich. Der Zustand der Harnleitermündungen war nicht wesentlich beeinträchtigt.

Ein Operationsvorschlag ist nach diesen noch jungen und spärlichen Erfahrungen noch nicht angängig; die Ergebnisse weiterer Ausarbeitung müssen noch abgewartet werden. Es werden weitere Maßnahmen, die zur Verbesserung der Operationserfolge geeignet sein könnten, kurz besprochen.

Literatur:

Albarran, Thes de doct. Paris 1889. S. 184 — Assoc. franc. d'urol. **1904** — Z. Urol. **1920**. — *Andler*, Z. Urol. Chir. **17**, 298 (1925) — Zbl. Gynäk. **1927**, 46 — Erg. Chir. **21**, 192 (1928). — *Arbeiter*, Virchows Arch. **1910**, 321. — *Ascoli*, Vorlesungen über Urämie. Jena 1903. — *Ascoli* u. *Figari*, Berl. klin. Wschr. **1902**. — *Bachrach*, Verh. dtsch. Ges. Urol. **4**, 432 (1914). — *Barbey*, Z. urol. Chir. **1**, 567 (1913). — *Barney*, J. of Urol. **36**, 508 (1936). — *Barth*, Verh. dtsch. Ges. Urol. **2**, 227 (1909). — *Barthel*, Das Lymphgefäßsystem. Jena: Gustav Fischer 1909. — *Bauereissen*, Z. gynäk. Urol. **2**, 132, 235, 276 (1911); **4**, 1, 124 (1914). — *v. Baumgarten*, Verh. dtsch. path. Ges. **1904**, H. 2, 114. — *Berblinger*, Münch. med. Wschr. **1924**, 71. — *Biedl* u. *Kraus*, Arch. f. exper. Path. **37** (1896). — *Bier-Braun-Kümmel*, Chirurgische Operationslehre **4** (1933). — *Billroth*, Berl. klin. Wschr. **1882**, 471. — *Bloch*, Verh. dtsch. Ges. Urol. **4**, 398 (1914) — Münch. med. Wschr. **1911**, 1532 — Z. urol. Chir. **12**, 239 (1923). — *Blum*, Z. Urol. **19**, 161 (1925). — *Boari*, Atti Accad. Sci. med. ecc. Ferrara **1898** — Chirurgia del uretere Studio exper. et clin. Roma 1900. — *Boeminghaus*, Dtsch. Z. Chir. **129**, 179 (1923); **234**, 529 (1931) — Arch. klin. Chir. **154**, 114; **155**, 435 (1929). — *Boeminghaus* u. *Zeiß*, Z. Urol. **83**, 29 (1935). — *Borelius*, Zbl. Chir. **1903**, 780 u. 993. — *Cabot* u. *Crabtree*, Surg. etc. **23**, 495 (1916). — *Carson*, Ann. Surg. **82**, 142 (1925); **86**, 547 (1927) — Arch. Surg. **23**, 74 (1931). — *Cervantes*, Ann. d'Anat. path. **3**, 269 (1928). Ref. Z. orthop. Chir. **42**, 865 (1928). — *Daneel*, Bruns' Beitr. **65**, 530 (1909). — *David*, Surg. etc. **26**, 159 (1918). — *David* u. *Mattil*, Arch. Surg. **2**, 152 (1921). — *Disse*, Sitzgsber. Ges. Naturwiss. Marburg **2**, 22 (1901). — *Dogiel*, Arch. mikrosk. Anat. **22**, 608 (1883). — *Draper* u. *Braasch*, J. amer. med. Assoc. **1913**, 20. — *Eichholz*, Arch. klin. Chir. **65**, 959 (1902). — *Eisendraht*, Amer. J. med. Sci. **1907**. Ref. Z. orthop. Urol. **1907**, 535. — *Eisendraht* u. *Kahn*, J. amer.

med. Assoc. **66**, 561 (1916). — *Eisendraht* u. *Schulz*, J. med. Res. **25**, 295 (1917). — *Elansky*, Z. urol. Chir. **18**, 184 (1925). — *Enderlen*, Dtsch. Z. Chir. **55**, 50 (1900) — Über Blasenektopie. Wiesbaden 1904 — Erg. Chir. **1911**, 395. — *Enderlen* u. *Walbaum*, Beitr. path. Anat. **1903** (Festzeitschrift *Bollinger*). — *Engel*, Arch. klin. Med. **56**, 165 (1896). — *Fahr*, Virchows Arch. **210**, 227 (1912). — *Faltin*, Zbl. Krkh. Harn- u. Sexualorg. **12** (1901). — *Fillippa* ed *Vidale*, Policlinico Sez. chir. **38**, 30 (1931). Ref. Z. orthop. Chir. **55**, 705 (1931). — *Flörcken*, Bruns' Beitr. **104**, 431 (1917) — Münch. med. Wschr. **1921**, 611. — *Frank*, Wien. klin. Wschr. **1901**. — *Franke*, Mitt. Grenzgeb. Med. u. Chir. **22** (1911) — Erg. Chir. **7**, 671 (1913). — *v. Frisch*, Verh. dtsch. Ges. Urol. **2**, 191 (1909). — *Frommolt*, Zbl. Gynäk. **51**, 322 (1927). — *Gerota*, Arch. Anat. u. Physiol. **1887**, 439 — Sitzgsber. preuß. Akad. Wiss., Physik.-math. Kl. **1895**, 253 — Verh. anat. Ges. **1896**, 151 — Anat. Anz. **12**, 216 (1896). — *Gersuny*, Wien. klin. Wschr. **1898** — Z. Heilk. **1899**. — *Gluck* u. *Zeller*, Berl. klin. Wschr. **1881**. — *Göppert*, Erg. inn. Med. **2** (1908). — *Graser*, Dtsch. Z. Chir. **100**, 126 (1909). — *Gravitz*, Virchows Arch. **70** (1877). — *Gruber* u. *Rabinovitch*, J. of Urol. **24**, 233. Ref. Z. orthop. Chir. **54**, 136 (1931). — *Guyon*, Arch. méd. exper. **2**, 181 (1890). — *Guyon* u. *Albarran*, Arch. méd. exper. **1890**. — *Häbler*, Z. Urol. **16**, 145 (1922); **19**, 32 (1925). — *Hagner*, Med. Rec. **1910**. Ref. Z. orthop. Urol. **1911**, 157. — *Harttung*, Bruns' Beitr. **104**, 1937 (1917). — *Helmholtz*, J. of Urol. 8, 301 (1922) — Amer. J. Dis. Childr. **28**, 700 (1924). — *Hermann*, Zbl. Chir. **1942**, 562. — *Hillner*, Brit. med. J. **1901**. — *Hinmann*, Z. urol. Chir. **22**, 8 (1927). — *Hryntschak*, Z. urol. Chir. **18**, 86 (1925); **31**, 129 (1931). — *Hübner*, Arch. klin. Chir. **126**, 354 (1923) — Dtsch. med. Wschr. **1925**, 574. — *Hunter*, J. of Urol. **36**, 509 (1936). — *v. Illyes, Geza*, Z. urol. Chir. **43**, 141 (1937). — *Israel*, Z. urol. Chir. **14**, 71 (1924) — Klin. Wschr. **1929**, 363. — *Janchantow*, Z. Chir. **1901**, 1089. — *Jössel-Waldeyer*, Lehrbuch der topographisch-chirurgischen Anatomie **1899**, II. Teil, 614. — *Jordan*, Verh. dtsch. Ges. Chir. **1899**. — *Joshida*, Zbl. Chir. **1932**, 233. — *Kaiserling*, Virchows Arch. **299**, 253 (1937); **301**, 111 (1938); **306**, 322 (1940). — *Kaiserling* u. *Sostmeyer*, Wien. klin. Wschr. **1939**, 1113. — *Karaffa-Korbut*, Folia urol. **1908**. — *Kaufmann*, Lehrbuch der speziellen pathologischen Anatomie **2**, I, 3. Lief. (1941) — Lehrbuch der pathologischen Anatomie. 4. Aufl. **1910**. — *Kehl*, Bruns' Beitr. **128**, 687 (1926). — *Kellaway*, *Brown* u. *Williams*, Brit. J. exper. Path. **7**, 337 (1926). Ref. Z. orthop. Chir. **38**, 713 (1927). — *Kelly*, Münch. med. Wschr. **1907**. — *Kerpel-Fronius* u. *Martyn*, Klin. Wschr. **1940**, 440. — *Kielleuthner*, Fol. urol. **7** (1912) — Verh. dtsch. Ges. Urol. 6. Kongr. Berlin **1925**, 83. — *Kirschner*, Operationslehre **5** (1933). — *Klebs*, Handbuch der pathologischen Anatomie. 3. Lief. Berlin 1870. — *v. Klecki*, Arch. f. exper. Path. **39**. — *Koch*, Z. Hyg. **61**, 301 (1908). — *Kraas*, Pathologisch-physiologische Grundlagen der Chirurgie **2**. Leipzig: Barth 1939. — *Krause*, Handbuch der menschlichen Anatomie **1**, 249 (1876). — *Kreuter*, Münch. med. Wschr. **1910**, 605. — *Krynski*, Zbl. Chir. **1896**, 73. — *Kumita*, Arch. f. Anat. u. Physiol. **1909**, 49 u. 99. — *Kummant*, Zbl. Chir. **1940**, 1906. — *Kusunoki*, Zbl. Chir. **1940**, 1192. — *Kuszynski*, Krkh.forsch. **1**, 287 (1925). — *Latzko*, Verh. dtsch. Ges. Urol. **2**, 235 (1909). — *Lendorf*, Anat. H. **17**, 55 (1901). — *Lenhartz*, Münch. med. Wschr. **1907**, 761. — *Lever-Steward* nach *Franke*, Erg. Chir. **7**, 671 (1913). — *Levy*, Dtsch. Arch. klin. Med. **138**, 1 (1922). — *Lewin*, Arch. f. exper. Path. **40**, 287 (1879). — *Lewin* u. *Goldschmidt*, Virchows Arch. **134**, 22 (1893). — *v. Lichtenberg*, Dtsch. med. Wschr. **1911**, 1630. — *Löhlein*, Virchows Arch. **177**, 269 (1904). — *Lotheisen*, Wien. klin. Wschr. **1899**. — *Ludwig* u. *Zawarykin*, Sitzgsber. Akadem. Wiss., Wien **48**, 2, — *Lurz*, Z. Urol. **21**, 761 (1928). — *Magnus*, Dtsch. Z. Chir. **175**, 147 (1922). — *Manitz*, *Meese* u. *Wüllenweber*, Z. Urol. **32**, 682 (1938). — *Markus*, Wien. klin. Wschr. **1903**, Nr 25. — *Martin* u. *Zeit*, Jber. Geburtsh. **1900**. — *Mascagnie*, Vasorum lymphaticorum corporis humani historica ichnographica **45** (1887). — *Masuyi*, Beitr. path. Anat. **91**, 82; **92**, 429 (1933). — *Mattusow*, Sovrem. Chir. **1**, 214 (1925). Ref. orthop. Chir. **37**, 206 (1927). — *Maydl*, Wien. med. Wschr. **1894**; **1896**; **1899**. — *Melchior*, Mber. Ges. Leist. Geb. Krkh. Harn- u. Sex.-App. **7**, 111 (1898). — *Mörgelin*, Über angeborene Harnblasenspalte und deren Behandlung. Inaug.-Diss. Bern 1855. — *Most*, Chirurgie der Lymphgefäße und Lymphdrüsen. Stuttgart: Enke 1917. — *Müller*, Zbl. Chir. **1903**, 688 — Arch. klin. Chir. **97**, 44 (1912). — *Necker*, Z. urol. Chir. **6**, 69 (1921). — *Orth*, Path. Anat. **2** (1893). — *Patrassi*, Gesdh.-forsch. **9**, 340 (1932). — *Peiser*, Z. gynäk. Urol. **1**, 74. — *Peterson*, Med. News **1897** — Trans. amer. gynec. Soc. **1900**, 136 — Münch. med. Wschr. **1903**. — *Pflaumer*, Zbl. Chir. **1921**, 995 — Verh. dtsch. Ges. Urol. 5. Kongr. Wien **1921** — Z. Urol. **13** — Z. urol. Chir. **42**, 141 (1936). — *Posner* u. *Lewin*, Zbl. Krkh. Harn- u. Sex.-Org. **7** (1896). — *Primbs*, Z. urol. Chir. **1**, 600 (1913). — *Rauber*, Lehrbuch der Anatomie des Menschen **2**. Leipzig 1893. — *Rautenberg*, Mitt. Grenzgeb. Med. u. Chir. **16** (1906). — *Reimers*, Z. urol. Chir. **41**, 1 (1935); **46**, 71 (1941). — *Ribbert*, Dtsch. med. Wschr. **1899**, Nr 39. — *Rindewsky*, Zbl. med. Wiss. **1869**. — *Roloff*, Zbl. Chir. **1910**, 1395. — *Rost*, Pathologische Physiologie der Chirurgie. Leipzig: Vogel 1921. — *Rovsing*, Mschr. Harn- u. Sex.-App. **1898**, 111 u. 505 — Klinische und experimentelle Untersuchungen über infektiöse Erkrankungen der Harnorgane. Berlin: Oskar Koblenz 1898. — *Rumpel*, Chirurgie der Harnorgane. Leipzig: Joh. Amb. Barth 1941. — *Sakata*, Arch. f. Anat. u. Physiol. **1903**, 1. — *Sampson*, Bull. Hopkins Hosp. **14**, 344 (1903). — *Sappey*, Anat. phys. path. de vaisseaux lymphatiques. Paris: V. Masson 1884. — *Savor*, Wien. klin. Wschr. **1894**. — *Sawamura*, Dtsch. Z. Chir. **103**, 203 (1910). — *Saysganow*, Z. Anat. **91**, 771 (1930). — *Schiffmann*, Z. urol. Chir. **18**, 23 (1925). — *Schiffmann* u. *Szamek*, Wien. klin. Wschr. **23**, 644 (1925). — *Schimomura*, Arch. jap. Chir. (Kyoto) **6**, 2 (1929). Ref. Z. O. Chir. **46**, 589 (1929). — *Schmidt*, Bruns' Beitr. **138**, 325; **141**, 50 (1927). — *Schmitt-Aschoff*, Pyelonephritis in anatomischer und bakterieller Beziehung. Jena 1893. — *Sittmann*, Dtsch. Arch. klin. Med. **53** (1894). — *Slany*, Zbl. Chir. **1940**, 1056. — *Smitten*, Russk. klin. Chir. **36**, 435 (1937). — *Sonnenburg*, Berl. klin. Wschr. **1882**, 471. — *Subbotin*, Zbl. Chir. **1901**, 1257. — *Sugimura*, Virch. Arch. **206**, 20 (1911). — *Suter*, Z. Urol. **1907**; Z. urol. Chir. **1922**. — *Stahr*, Arch. f. Anat. u. Entw. **1900**, 41. — *Steiner*, Arch. klin. Chir. **15**, 369 (1873). — *Steven*, Glasgow med. J. **1884**. — *Stewart*, Zbl. Chir. **1910**, 1481. — *Stöckel*, Verh. dtsch. Ges. Urol. **2**, 39 (1909) — 6. Kongr. Berlin 1924 — Z. gynäk. Urol. **3**, 74. — *Stöhr*, Lehrbuch der Histologie. Jena: Gust. Fischer 1930. — *Stutzin*, Verh. dtsch. Ges. Urol. 6. Kongr. Berlin 1924. — *Sweet* u. *Stewart*, Surg. Gyn. Obst. **18**, 460 (1914). — *Teichmann*, Das Saugadersystem. Leipzig 1861. S. 99. — *Thiersch*, Arch. Heilk. **10**, 20 (1869) — Berl. klin. Wschr. **1882**, 471. — *Voelker*, Z. urol. Chir. **1**, 112 (1913). — *Vogel*, Virchows Arch. **125**, 495 (1891). — *Wagner*, Dtsch. Z. Chir. **104**, 329 (1910). — *Walters-Waldmann*, 55. Tag. dtsch. Ges. Chir. Berlin 1931. S. 589. — *Warschauer*, Berl. klin. Wschr. **1901**, 398. — *Westhues*, Chirurg **1935**, 370. — *Wildbolz*, Neue dtsch. Chir. **6**. — *Woskressensky*, Z. urol. Chir. **15** (1921). — *Wrede*, Zbl. Chir. **1893** — Dtsch. med. Wschr. **1910**, 1681. — *Wunschheim*, Z. Heilk. **15** (1894). — *Zeit*, Trans. Chigaco Path. Soc. **4**, 210 (1901). — *Zesas*, Dtsch. Z. Chir. **101**, 233 u. 407 (1909). — *Zinner*, Verh. dtsch. Ges. Urol. 5. Kongr. Wien 1921.